协和专家
怀孕大全

马良坤　编著

中国轻工业出版社

图书在版编目（CIP）数据

协和专家怀孕大全 / 马良坤编著 . —北京：中国
轻工业出版社，2020.7

ISBN 978-7-5184-2976-9

Ⅰ.①协… Ⅱ.①马… Ⅲ.①妊娠期－妇幼保健－
基本知识 Ⅳ.①R715.3

中国版本图书馆 CIP 数据核字（2020）第 068458 号

责任编辑：付 佳　　　责任终审：劳国强　责任监印：张京华
策划编辑：翟 燕 付 佳　责任校对：晋 洁　全案制作：悦然文化

出版发行：中国轻工业出版社（北京东长安街 6 号，邮编：100740）
印　　刷：北京博海升彩色印刷有限公司
经　　销：各地新华书店
版　　次：2020 年 7 月第 1 版第 1 次印刷
开　　本：710×1000　1/16　印张：10
字　　数：180 千字
书　　号：ISBN 978-7-5184-2976-9　定价：39.90 元
邮购电话：010-65241695
发行电话：010-85119835　传真：85113293
网　　址：http://www.chlip.com.cn
Email：club@chlip.com.cn
如发现图书残缺请与我社邮购联系调换
200347S3X101ZBW

前言

　　怀孕，女性生命中最特殊的一段经历，快乐、兴奋、紧张、担忧，想拼尽全力给肚子里的宝宝最好的呵护。

　　生怕做得不够，但又有点畏首畏尾、担心做得太多……

　　想确切知道"ta"长到多大了，什么时候有心跳，什么时候有胎动，什么时候有表情……

　　想了解该做哪些必要检查，怎样看待这些数据……

　　该补什么营养，如何科学运动……

　　如果你没有一个妇产科医生老公或者妇产科医生老爸老妈，那么，很多疑问都很难在紧张短暂的产检中得到医生的全面解答。

　　当个彻头彻尾的好妈妈，就从孕期开始补课吧！

　　本书力邀北京协和医院妇产科医生马良坤大夫亲临坐镇，给你切实、科学、准确的孕期指导，直击你孕期遇到的各种疑问，同时还有过来人的实用经验分享。

　　如果你觉得心里没底儿，就听听医生的，如果你想问问其他人都是怎么应付突发状况的，那就听听过来人的。

　　诚祝孕妈妈们，平平安安度过一个完美孕期！

目录
CONTENTS

怀孕第 1 个月 孕0~4周
不知不觉你来了

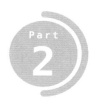

怀孕第 2 个月 孕5~8周
早孕反应来了

怀孕第 3 个月 孕9~12周
即将告别早孕反应，体重逐渐增加

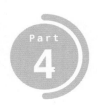

怀孕第 4 个月 孕 13~16 周
步入平稳的孕中期

怀孕第 5 个月 孕 17~20 周
胎动更明显，听听胎心音

怀孕第 6 个月 孕 21~24 周
大大的肚子越来越像个球

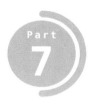

怀孕第 7 个月 孕 25~28 周
数胎动，做糖筛

怀孕第 8 个月 孕 29~32 周
步入孕晚期

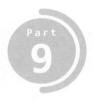

怀孕第 9 个月 孕 33~36 周
提前做好分娩准备

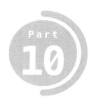

怀孕第 10 个月 孕 37~40 周
终于要和宝宝见面了

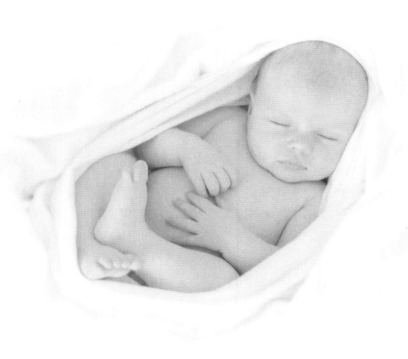

你跟胎宝宝，只隔着一层小肚皮

精子与卵子的相遇

怀孕的必备条件

男性的精子和女性的卵子结合的过程叫受精或受孕，这是怀孕的开始。精子和卵子相结合形成一个新的个体，这个新个体在子宫腔内着床、生长、发育的过程就是怀孕。

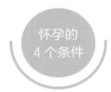

怀孕的 4 个条件

①	②	③	④
睾丸能够产生足够数量的形态和活力均正常的精子，精液能顺利输送精子。	卵巢能产生正常的成熟卵细胞，并能分泌出正常水平的激素，而且输卵管道畅通无阻。	在女方排卵期前后，夫妻进行正常的性生活，精子能够进入女性生殖道与卵细胞顺利结合。	好的子宫和正常的子宫内膜，适合于受精卵的着床和继续发育。

卵子排出

女性的排卵日在下次月经来潮前 14 天左右。卵子从卵巢排出后立即被输卵管伞部吸到输卵管内，并在输卵管壶腹部以等待精子的到来，卵子只能生存 1 天左右。

夫妻同房时，男子每次排出的精子以亿计算，其中大部分精子随精液从阴道内排出，小部分精子依靠尾部的摆动前进，通过子宫颈管、子宫腔，到达输卵管壶腹部，在那里可生存 1~3 天，等待和卵子结合。

精子生成

精子是男性成熟的生殖细胞，形似蝌蚪，不停游动。夫妻同房时，男性一次射出的精液为 2~6 毫升，里面含有数亿个精子。

精子从阴道到达输卵管最快仅需数分钟，最迟 4~6 小时，一般 1~1.5 小时。精子在前进过程中，沿途要受到子宫颈黏液的阻挡和子宫腔内白细胞的吞噬，最后到达输卵管的仅有数十至上百条。

其中只有一个强壮的精子能"拔得头筹"，其头颈部会向卵子的中心方向移动，慢慢接近卵子的细胞核，融合为受精卵。

受精卵的形成

卵子自卵巢排出后进入输卵管。此时夫妻同房，精子会在输卵管外侧三分之一处与卵子相遇。只有一个强壮的精子能"捷足先登"，和卵子的细胞核融为一体，这时的卵子被称为"受精卵"。

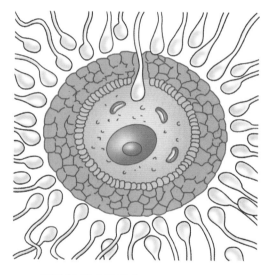

受精卵依靠输卵管的蠕动和输卵管内部细纤毛的摆动，在 4~5 天后到达子宫腔内着床。受精卵在运动过程中和着床后，细胞会不断分裂、变化，即 1 个变 2 个，2 个变 4 个，4 个变 8 个……最后就形成了胚胎。与此同时，子宫内膜也做好了一切准备，有丰富的养料，准备迎接未来的宝宝，这就是受孕的过程。

受精卵着床

受精卵依靠着输卵管的蠕动和输卵管内部的细纤毛摆动，在 4~5 天后到达子宫腔内着床。当受精卵在子宫着床时，你可能会有些感觉，也可能有轻微的出血现象。

受精卵形成并着床是胚胎早期发育的两个重要过程，若受干扰可能会导致不孕或早产

形成胚胎

受精卵在运行过程中和着床后，细胞不断分裂、变化，最后就形成了胚胎。与此同时，子宫内膜也做好了一切准备，有疏松的温床和丰富的养料，准备迎接未来的胎宝宝。

你跟胎宝宝，只隔着一层小肚皮

胎宝宝 40 周成长轨迹

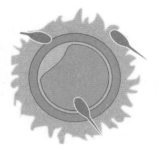

—— 第 **1**~**2** 周 ——

精卵结合期

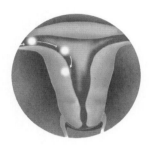

—— 第 **3** 周 ——

受精卵完成着床

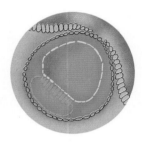

—— 第 **4** 周 ——

细胞开始分裂

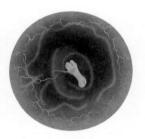

—— 第 **5** 周 ——

可见胎囊

（只在怀孕早期可见到）

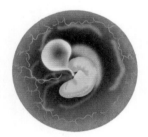

—— 第 **6** 周 ——

有胎芽和胎心跳

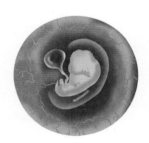

—— 第 **7** 周 ——

具有人的雏形

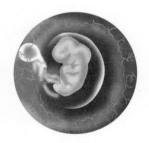

—— 第 **8** 周 ——

身长：9厘米

体重：20克

头、身体和四肢分化

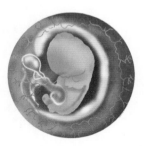

—— 第 **9** 周 ——

头大于体干，

胎盘发育

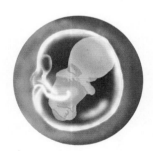

—— 第 **10** 周 ——

各器官形成

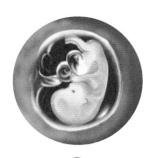

—— 第 **11** 周 ——
各器官继续发育，
胎盘清晰可见

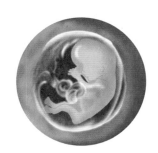

—— 第 **12** 周 ——
外生殖器清晰可辨，
四肢可活动

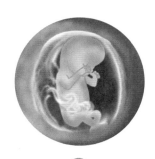

—— 第 **13** 周 ——
长出眼睛，
但眼睑紧紧闭合

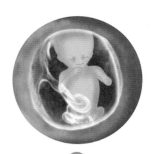

—— 第 **14** 周 ——
能皱眉、做鬼脸，
会吸吮自己的手指

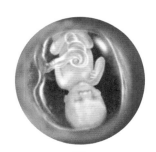

—— 第 **15** 周 ——
在羊水中练习呼吸

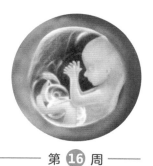

—— 第 **16** 周 ——
身长：16~18厘米
体重：110~120克
长出毛发，有呼吸运动

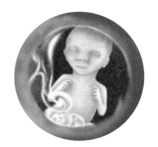

—— 第 **17** 周 ——
出现胎动

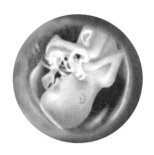

—— 第 **18** 周 ——
能听到声音了

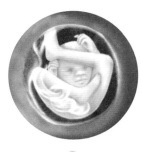

—— 第 **19** 周 ——
出现皮脂

你跟胎宝宝，只隔着一层小肚皮

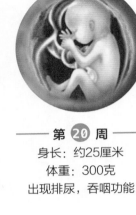

—— 第 **20** 周 ——

身长：约25厘米

体重：300克

出现排尿，吞咽功能

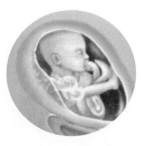

—— 第 **21** 周 ——

脑部出现海马沟

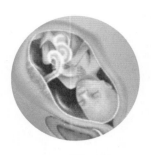

—— 第 **22** 周 ——

恒牙牙胚逐渐发育

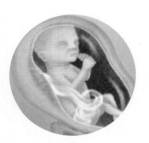

—— 第 **23** 周 ——

身长：约28厘米

体重：500~600克

骨骼、肌肉长成，视网膜
形成，具备了微弱的视觉

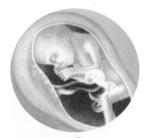

—— 第 **24** 周 ——

身长：28~30厘米

体重：650克

各脏器已发育，
长出眉毛

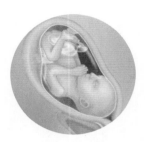

—— 第 **25** 周 ——

开始长肉了

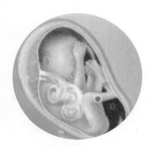

—— 第 **26** 周 ——

对外面的声音越来
越敏感

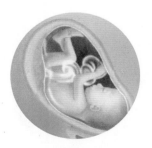

—— 第 **27** 周 ——

能清楚听见声音，
会打嗝了

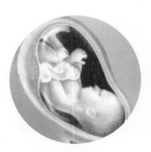

—— 第 **28** 周 ——

身长：35~38厘米

体重：1千克

开始形成睡眠周期

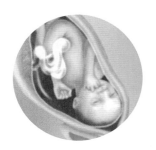

—— 第 29 周 ——
大脑迅速发育

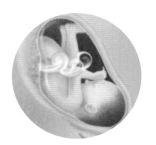

—— 第 30 周 ——
眼睛可自由开闭，
胃、肠、肾等内脏
器官发育完善

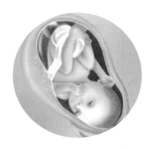

—— 第 31 周 ——
会跟着光线移动头了

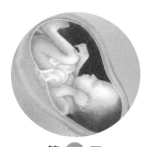

—— 第 32 周 ——
身长：40厘米
体重：1.5千克
长出脚指甲，此时出生能
存活了

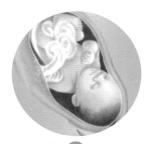

—— 第 33 周 ——
骨骼变硬了，
皮肤红润了

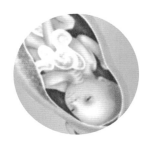

—— 第 34 周 ——
建立白天睁眼、
晚上闭眼的习惯

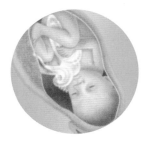

—— 第 35 周 ——
肾脏已经能排泄
废物了

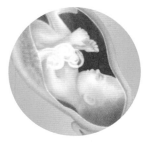

—— 第 36 周 ——
身长：45~46厘米
体重：2.6千克
覆盖全身的绒毛，
胎脂开始脱落

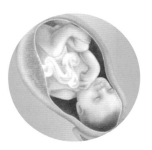

—— 第 37 周 ——
本周末，宝宝
就是足月儿了

你跟胎宝宝，只隔着一层小肚皮

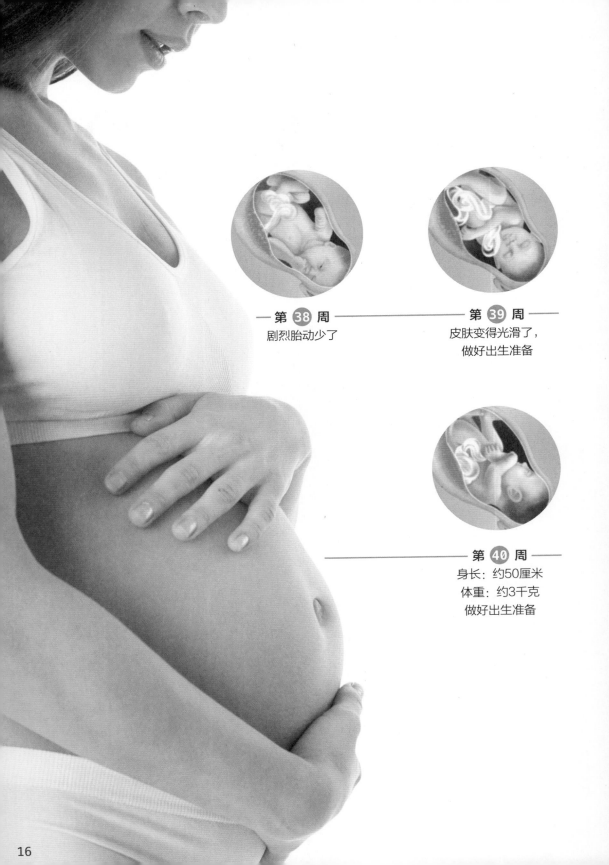

—— 第 38 周 ——
剧烈胎动少了

—— 第 39 周 ——
皮肤变得光滑了，
做好出生准备

—— 第 40 周 ——
身长：约50厘米
体重：约3千克
做好出生准备

Part

1

怀孕第 1 个月

—— 孕 0~4 周 ——

不知不觉你来了

孕妈妈和胎宝宝的变化

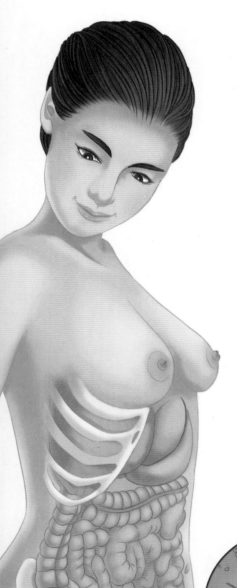

胎宝宝：只是一颗受精卵

1. 怀孕 40 周：是从末次月经的第一天开始算的，所以前 2 周还不存在新生命，一直到满 2 周时孕妈妈才会排卵。

2. 第 3 周开始：一个强壮的精子来到孕妈妈体内，遇到了卵子，这才结合成为受精卵。从这以后还需要 5~7 天，不断分裂的受精卵才逐步在子宫内着床，这样算来，着床时就已经是孕 2 月了。

孕妈妈：微微感觉到小生命的萌发

1. 有的孕妈妈会有乳房硬硬的感觉，乳晕颜色会变深。乳房变得很敏感，触碰时有可能引起疼痛。

2. 大多数孕妈妈在这个月可能还没什么感觉。

3. 孕妈妈的卵巢继续分泌雌激素，能促进乳腺发育。

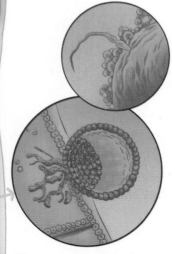

发现早孕信号

"大姨妈"迟到一周以上

如果你月经周期一贯稳定、准确、规律，突然晚了一周还没来，加上近期有过同房的事实，就应当引起你的高度警惕了，这个时候，你极有可能怀孕了。

乳房出现变化

怀孕后乳房变化很像月经前期的变化，而且更加明显。一般乳房在怀孕4~6周后开始增大并变得更加敏感，乳头、乳晕颜色加深，乳晕上细小的孔腺变大。

体温持续轻度增高

一般来说，排卵前基础体温较低，排卵后基础体温会升高，并且会持续下去。如果体温升高状态持续3周以上，基本上就可以确定为怀孕了。

排尿增多了

尿频主要是因为怀孕时体内的血液以及其他液体量增加，导致更多的液体经过肾处理排入膀胱成为尿液。随着孕期的推进，不断长大的胎宝宝会给膀胱施加更大的压力，怀孕早期的尿频症状可能会持续下去。

总是犯困、感觉疲乏

如果你突然很容易就感到劳累、疲倦，睡眠也有所增加，那也有可能是怀孕后体内激素的变化造成的。

恶心呕吐，对气味敏感

如果你突然对某种气味变得敏感，比如炒菜的油烟味、汽车的汽油味、香水味等，甚至看到某样食物会感到恶心，出现呕吐，你也应该想到是不是怀孕了。

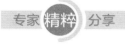
专家 精粹 分享

怀孕和感冒不要傻傻分不清

怀孕初期，一些征兆有些像感冒，如体温升高、头痛、精神疲乏、脸色发黄等，这时候还会感觉特别怕冷，很容易让没有经验的孕妈妈当成是感冒来治疗。如果打针、吃药，对胎宝宝的伤害可能会很大。因此，备孕的女性要时刻提醒自己有可能怀孕，需要用药的时候要想到这个问题，以免错误用药。

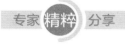

Part 1 怀孕第1个月 孕0~4周 不知不觉你来了

19

急性子的人可使用早孕试纸验证

早孕试纸准吗

一向规律的"大姨妈"突然迟到了，若怀疑自己怀孕了，不妨用早孕试纸做个初步的验证。

一般来说，如果是自己在家里做测试，测试结果准确率能达到50%~90%。如果是在医生的指导下做测试，根据说明正确使用试纸，测试准确率则可能接近100%。

怀孕多久能测出来

早孕试纸其实就是利用尿液中所含的HCG（人绒毛膜促性腺激素）进行检查，HCG是怀孕女性体内分泌的一种激素，这种激素存在于尿液及血液中。一般的验孕棒或早孕试纸就是利用装置内的单株及多株HCG抗体与尿液中的抗原结合呈现一定的反应，从而判定怀孕与否。因此要知道早孕试纸多久能验出怀孕，就必须先了解怀孕之后，多久才会产生HCG。

 同房 | 同房后精卵结合所需时间：1~3天 ➡ 受精卵穿过输卵管进入子宫所需时间：3~4天 ➡ 受精卵着床所需的时间：2~3天 ➡ 着床之后，受精卵通过胎盘和子宫相连了，胎盘就会产生HCG

由此可见，最早在受精后大概7天，尿液中才会有HCG，但这时候浓度很低，不易测出，至少再等2~3天也就是受精后10天，HCG浓度高一点才能测出来。如果排卵时间和着床时间都推迟了，那么可能需要14天左右才能测出怀孕。

早孕试纸最好验晨尿

早晨和晚间用早孕试纸可能对结果有一定影响。一般，早晨的尿液中HCG值最高，所以许多早孕试纸的说明书也都建议采用晨尿检测。

用早孕试纸测试晨尿，如果是一条红线，证明没有怀孕，如果是两条红线，颜色一样深的话，说明是怀孕了。

如何提高早孕试纸的准确性

为使早孕试纸检测结果更准确，在使用时应注意：

1. 测试前必须仔细阅读使用说明书，按照说明书的步骤使用。

2. 使用前将试剂条和尿样标本恢复至室温（20~30℃）。

3. 从原包装铝箔袋中取出试剂条，在1小时内应尽快使用。

4. 将试剂条按箭头方向插入尿液标本中，注意尿液液面不能超过试剂条的标记线。

5. 约5秒后取出平放，30秒至5分钟内观察结果。

6. 测试结果应在3分钟时读取，10分钟后判定无效。

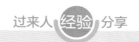

使用早孕试纸别被"诈和"

市面上有各种各样的早孕试纸和验孕棒，验孕的原理都是一样的，购买的时候一定要买正规产品，以免检测结果不准确。另外，在测试的时候注意一些细节可以让测试结果更准确，比如尿液标本应现采现测，别用久置的尿液，用晨尿测试，测试前夜尽量少喝水，不要使用即将到保质期的试纸，以免影响检测结果。

"两道杠"一深一浅不能确定怀孕

用早孕试纸测试，还会出现这样一种情况——两道杠一深一浅，这就是弱阳性。这究竟是表示怀孕了还是没怀孕呢？

早孕试纸测到弱阳，并不一定说明你怀孕了，因为在很多情况下，女性体内的HCG值都会升高，而使试纸显示弱阳性。

比如有异位妊娠如宫外孕等，体内HCG水平一般偏低，检测区色带仅隐隐出现，也会导致早孕试纸一深一浅。

在非常情况下，如葡萄胎、绒毛膜癌、支气管癌和肾癌等，体内也会分泌HCG，尿液检测可能呈现弱阳性。

妊娠3个月后，HCG水平下降，尿液检测有时会出现阴性或弱阳性。

早孕试纸太敏感。排卵期时女性的HCG值会达到高峰，排卵后将恢复到正常水平，然而在临近下次月经前，这个值会升高一点，如果所用的早孕试纸太敏感的话，很容易显示出浅浅的检测线。

所以，当第一次测到了弱阳性后，一定要重新检测几次，或者直接去医院确认。

最准确的早孕诊断：HCG 检测

孕期的两个重要数据：HCG 和黄体酮

怀孕后，去医院检查时接触最多的两个数据就是黄体酮（即孕酮）和 HCG。HCG 就是人绒毛膜促性腺激素，在受精卵着床后，也就是大概受精一周后产生，但起初量少，不易测出，直到受精后 10~14 天日益明显。

完整的 HCG 是由胎盘绒毛膜的合体滋养层产生的，HCG 能刺激人体产生黄体酮，HCG 和黄体酮协同作用，保护胚胎并使其获得养分。通过 HCG 和黄体酮这两组数据可以监测胚胎的发育情况。

检测 HCG 的方法：血检和尿检

受精卵着床后，滋养层细胞分泌 HCG 进入血中和尿中。测定尿液或血液中的 HCG 含量能协助诊断早孕。

尿检一般自行检测，通过早孕试纸测定晨尿即可（也可以去医院做）。血液定量检测 HCG 值，比早孕试纸更准确，医院常常抽血检测 HCG 来确定是否怀孕。

专家 精粹 分享

除了判断是否怀孕，HCG 还能告诉我们什么

- 初步判断正常与异常妊娠：根据正常的 HCG 浓度变化，若第一次 HCG 在正常范围内，79% 的人可妊娠足月。若第一次 HCG 低于正常，妊娠结局有可能不好。
- 流产的诊断及治疗：不完全流产，子宫内尚有胎盘组织残存，HCG 定性为阳性，完全流产或死胎时 HCG 可呈阴性，如 HCG 在 2500 IU/L 以下，并逐渐下降，则有流产或死胎可能；当降到 600 IU/L，则难免流产，如果血中 HCG 不断下降，表示胎停育可能大，反之则提示胚胎在生长发育。产后 4 天或人工流产术后 13 天，血清 HCG 应恢复正常。如不符合这一情况，则应考虑有异常可能。
- 恶性葡萄胎、绒毛膜上皮癌以及男性睾丸畸胎瘤：此种情况下，HCG 出现异常升高。手术治疗后，如果治疗有效，则 HCG 逐渐下降至正常水平；如果 HCG 不降反升或维持高值，提示治疗无效或者复发。
- 其他：妊娠高血压时，HCG 往往偏高；多胎妊娠时，HCG 一般高于单胎妊娠。

哪些孕妈妈最该做血检 HCG

怀孕初期 HCG 比较低，试纸测出的线条颜色比较浅，建议分析 HCG 和黄体酮来判断是否怀孕。有过流产史、不易受孕的，特别是有阴道出血、腹痛等不适现象的女性更应做该项检查。

如何根据 HCG 数据判断胚胎是否正常

HCG 在妊娠的前 8 周上升很快，8 周以后逐渐下降，大约 20 周时相对稳定。

怀孕早期 HCG 的参考值如下（单位：IU/L）：

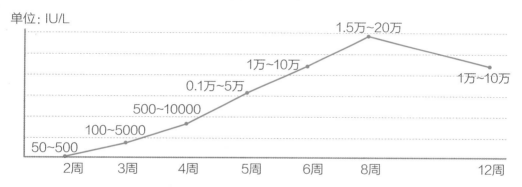

解读 HCG 检测单

孕酮（黄体酮）（P）
是由卵巢黄体分泌的一种天然孕激素，在体内对雌激素激发过的子宫内膜有显著形态学影响，是维持妊娠所必需的。

28.18ng/mL
根据这个数值和后面的参考范围可以得知，此时处于黄体期。黄体酮水平如果偏低，同时伴随 HCG 水平下降，出现阴道出血、腹痛，说明可能出现胎停育的情况。

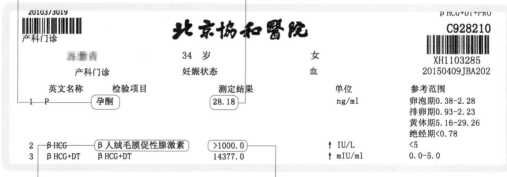

人绒毛膜促性腺激素（β HCG）
参考范围根据孕周的不同有所不同，该激素能刺激黄体，促使胎盘成熟。

1000.0IU/L
根据这个数值和上文的参考范围可以得知，这位女性已经怀孕 5 周了。

算算跟宝宝见面的日子

扫一扫，听音频

怎么推算预产期

确定怀孕了，孕妈妈最想知道的就是宝宝何时出生。根据预产期预测法则，从最后一次月经的首日开始往后推算，怀孕期为 40 周，每 4 周计为 1 个月，共 10 个月。

计算预产期月份

月份 = 末次月经月份 − 3（相当于第 2 年的月份）或 + 9（相当于本年的月份）

例如：末次月经日期是 2020 年 5 月，预产期就应该是 2021 年 2 月。

预产期日期的计算

日期 = 末次月经日期 + 7（如果得数超过 30，减去 30 以后得出的数字就是预产期的日期，月份则延后 1 个月）

例如：末次月经日期是 2020 年 5 月 15 日，所以预产期就应该是 2021 年 2 月 22 日。

预产期不是精确的分娩日期，只是个大概的时间。据统计，只有 53% 左右的女性在预产期那一天分娩，所以不要把预产期这一天看得过重。在孕 38~42 周出生都是正常的，80%~90% 的孕妈妈都在这个时间段内分娩。

虽然并不是说预产期这个日子肯定生，但计算好预产期可以知晓宝宝安全出生的时间范围，进入孕 37 周应随时做好分娩准备。但也不要过于焦虑，如果到了 41 周还没有分娩征兆，可以住院观察或听从医生安排。

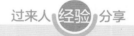

过来人 经验 分享

没记住末次月经日期，怎么推算预产期

一般情况下孕周和预产期都是按末次月经算的，末次月经没记住，可以根据孕早期的 B 超结果推算孕周。我做产检的时候就遇到了好几个没记住末次月经的孕妈妈，但是她们根据 B 超结果也都大致推算出了孕周和预产期。

安全用药，远离致畸因素

药物最易致畸的几个阶段

不同药物在人体的代谢时间不同，有备孕计划的女性在孕前3个月就要谨慎用药，在确定怀孕后更要慎之又慎。怀孕后，胎儿对药物的敏感度是不同的。

孕 0~2 周

对药物敏感度

这个阶段为细胞增殖早期，胚胎尚未分化，用药的结果可能导致流产，但不导致畸形。也就是说只要没有流产发生，妊娠就可以正常进行。

孕 3~12 周 致畸高度敏感期

对药物敏感度

这是胎儿各器官高度分化、迅速发育的时期，对药物最敏感，可导致各种畸形，为致畸高度敏感期。

如何用药

在这一阶段，避免用不必要或者不恰当的药物。

孕 12 周后

对药物敏感度

此时胎儿大部分器官已形成，药物的致畸作用明显减弱，但神经系统和生殖系统容易受到药物影响。

如何用药

这个阶段一旦生病了，根据病情发展，医生可能会建议孕妈妈服用药品，并在服药期间会对孕妈妈做定期监测。需要注意的是明确标有"孕妇禁用"的药品应避免使用。

孕期用药应遵循的原则

1. 生病时，及时就诊，将病情及怀孕的情况告知医生。

2. 根据医生的处方到取药处取药时要仔细核对，不要拿错了。还应仔细阅读说明书，并向医生问清楚用法用量，以及服药期间需要忌食哪些食物。

3. 根据药盒上的存放要求妥善存放药物。

4. 谨遵照医嘱按时吃药，不要自行改变用法用量甚至停药。

5. 药未吃完之前，原有的包装盒及说明书需尽量保存，如医生处方上对用法用量有特殊标注的，也需保存。

6. 服药期间有任何不适反应，应及时再次就医。

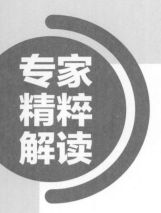

"二孩"妈妈要抚慰大宝的"玻璃心"

怀孕的事儿什么时候告诉大宝

一般来说，在决定要二孩的时候，爸爸妈妈就应该开始做大宝的心理建设了，如果大宝对这件事情的态度并不反感，那么可以在任何你觉得合适的机会将怀上二孩的消息告诉大宝。

如果你事先还没来得及征求大宝的意见，那么也可以先不说怀孕的事儿，而先测试一下大宝的态度，观察孩子的反应，然后选择合适的时机告诉大宝这个事实。

如果你是后者，切记一定要在时机成熟的时候尽早告诉大宝，及早沟通，能让孩子有足够的时间缓冲和接受这个事实，更容易取得良好的效果。

若大宝坚决反对怎么办

当你把要生二孩的想法告诉大宝时，可能会遭到强烈反对，这个时候不要急躁，要好好跟孩子沟通一下，要弄清楚孩子反对的理由是什么，不妨静下心来听听大宝怎么说，是担心有人和他（她）抢玩具，还是担心有人和他（她）抢爸爸妈妈，或者担心有人睡他（她）的小床……总之要针对性地给予开导。

"二孩"妈妈怎样抚慰大宝

1. 跟大宝描绘一下有弟弟或妹妹的好处。

2. 经常和大宝谈论肚子里的小宝贝。

3. 让大宝跟你一起做胎教。

4. 满足大宝的好奇心，热心解答关于大肚子的疑问。

5. 给大宝安全感，让他（她）知道你给予他（她）的爱不会减少。

饮食指南：不需要特别补

胎宝宝此时不需要太多营养

有的孕妈妈刚一得知怀孕的消息后，家里就开始迫不及待地给补营养。孕期饮食非常重要，摄入的营养不仅为孕妈妈自身提供所需的养分，还为宝宝的发育提供营养，毫无疑问，孕妈妈需要比平时消耗更多的热量，需要更多的营养。但是孕早期3个月里，所需营养与平时相差不多，孕妈妈自身的营养储备即可满足需要，不用特别补充营养。

不挑食、不偏食，正常吃饭

怀孕第一个月，完全可以延续之前的饮食习惯。现在生活条件好，食物种类丰富，孕妈妈只要平时饮食不挑食、不偏食，营养就能够满足早期胎儿发育了。

孕前饮食不规律的现在要纠正

好的饮食习惯是保证母胎健康的基础，如果你怀孕之前饮食习惯很不好，不按时按点、饥一顿饱一顿、不吃早餐，那么在孕期就要刻意调整了，否则不仅容易造成肠胃不适，还会影响胎宝宝的生长发育。

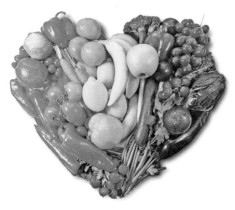

整个孕期的营养要以均衡、多样、足量为原则，而不主张大补特补

小分队

孕期不能吃燕麦

燕麦含少量面筋，小麦过敏的人最好别吃。另外，少数消化不良者吃后会有腹胀的反应，也要控制量。

但如果没有上述不良反应的话，进食燕麦是完全没有问题的。

这些食物可以拉入黑名单

对于不健康的食品，孕妈妈们要抵挡住诱惑，尽量远离。

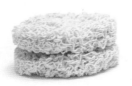

方便面

方便面含有较多的人工色素和防腐剂，而且除了热量，基本毫无营养可言，孕期不宜食用。

罐头食品

一般含有较多添加剂，属于高糖、高盐食品，孕妈妈不宜吃。

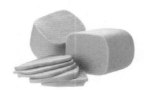

加工肉类食品

火腿肠等加工肉类食品属于高盐、高脂食物，吃多了容易造成肥胖、水肿。

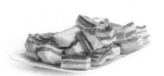

肥肉

含有过多的脂肪，过于油腻，孕妈妈不宜吃。

腌制食品

含盐量高，而且含有亚硝酸盐，多吃易致胎儿畸形。

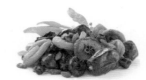

果脯、蜜饯类

属于高糖、高热量食物，孕妈妈不宜多吃，以免损伤牙齿，造成肥胖。

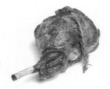

炭火烧烤类食物

炭火烧烤肉类时容易产生致癌物，而且如果肉类在烧烤过程中没有彻底熟透，还容易导致食物中毒，一定要慎吃。

碳酸饮料

碳酸饮料含糖量高，大量饮用会导致身体摄入过多糖分，易引起妊娠糖尿病。碳酸饮料中还含有咖啡因和二氧化碳，容易造成宫缩、腹胀、钙质流失等，孕妈妈不宜多喝。

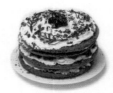

奶油制品

奶油属于高热量食物，而且奶油制品，尤其是蛋糕中含较多糖、色素，不宜多吃。

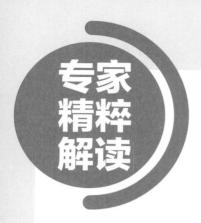

专家精粹解读

叶酸，整个孕期都要补

扫一扫，听音频

叶酸能有效预防神经管畸形

叶酸是一种水溶性 B 族维生素，最初是从菠菜叶中发现的，所以称为"叶酸"。叶酸是胎宝宝大脑发育的关键营养素，孕期适当补充可预防胎儿神经管畸形。

如果母体叶酸缺乏，会造成胎儿神经管闭合不正常，造成无脑儿、智力低下、脊柱裂等出生缺陷。

孕前补了，孕期还要补吗

有的孕妈妈在备孕期就补叶酸了，那么孕期也要继续补。也就是说任何一位孕妈妈都要补叶酸，而且要持续整个孕期。

虽然孕早期是胎儿神经系统发育的关键期，但叶酸的补充并不能仅限于孕早期，因为在孕中期、孕晚期，胎儿 DNA 的合成，胎盘、母体组织和红细胞的增加，都将使叶酸的需要量大大增加，此时缺乏叶酸容易引起巨幼红细胞性贫血、先兆子痫、胎盘早剥等。

孕期每日需摄入叶酸 600 微克

孕妈妈对叶酸的需求量比正常人高，每日需要约 600 微克才能满足胎宝宝的生长需求和自身需要。加上我国育龄女性体内叶酸含量普遍偏低，因此孕期更要重视叶酸的补充。

对胎儿

造成发育迟缓、无脑儿、开放性脊柱裂、脊柱裂等。

缺乏叶酸的影响

对妈妈

易出现胎盘早剥、巨幼细胞性贫血、妊娠高血压等症状。

哪些天然食物中叶酸含量高

人体不能自己合成叶酸，天然叶酸只能从食物中摄取，因此应该牢记这些高叶酸含量的食物，让它们经常出现在你的餐桌上。

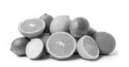

柑橘类水果

橘子、橙子、柠檬、葡萄柚等

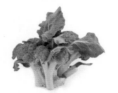

深绿色蔬菜

菠菜、西蓝花、芦笋、莴笋、油菜等

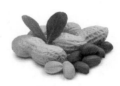

豆类、坚果类

大豆及豆制品、花生（花生酱）、葵花子等

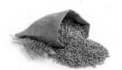

谷类

大麦、米糠、小麦胚芽、糙米等

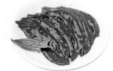

动物肝脏

猪肝、鸡肝等

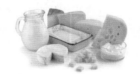

牛奶及乳制品

纯牛奶、奶酪、酸奶等

靠天然食物补叶酸，够吗

含叶酸的食物很多，但由于叶酸具有不稳定性，遇光、遇热容易损失，所以人体真正能从食物中获得的叶酸并不多。比如，蔬菜储存2~3天后叶酸可损失一半，在烹调过程中叶酸也会有所损失。也就是说，除去烹调加工的损失，叶酸的实际吸收利用率大概只有50%，如果孕妈妈仅靠食物补，很难达到所需的量。

食物补不足，叶酸片来补

叶酸补充剂比食物中的叶酸能更稳定地被人体吸收利用，因此，在以食补为主的基础上，适当补充叶酸制剂是很有必要的。

叶酸片主要用于纠正饮食中叶酸摄入不足的情况，但是不能脱离食物而单纯依靠制剂，任何一种营养素的补充都要以食物为基础。一般正常饮食的情况下，每天服用400微克的叶酸片或者复合维生素片即可满足一日的叶酸需求。

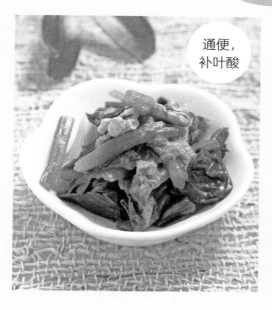

通便，
补叶酸

提供叶酸
和蛋白质

桃仁菠菜

材料 菠菜 300 克，核桃仁 30 克，枸杞
子 5 克。

调料 白糖、盐各 3 克，芝麻酱 10 克，
生抽、醋各 5 克，香油少许。

做法

❶ 菠菜洗净，焯烫 15 秒，捞出过凉水；
枸杞子盛入碗中，加入热水浸泡。

❷ 芝麻酱盛入碗中，调入生抽、醋、白
糖、盐、香油调匀，制成酱汁。

❸ 将菠菜从凉水中捞出，沥干，切段后盛
入盘中，加上酱汁，撒上核桃仁和枸杞
子即可。

功效 菠菜富含叶酸和膳食纤维等成分，
能够通便、补叶酸；核桃富含维生素 E 和
不饱和脂肪酸，可以促进胎儿大脑发育。

鲜虾芦笋

材料 鲜虾 200 克，芦笋 300 克。

调料 姜粒、盐、蚝油各适量。

做法

❶ 鲜虾去壳，挑去虾线，洗净后抹干；芦
笋洗净，切长条，焯熟沥干。

❷ 锅中倒油烧热，将虾仁倒入锅内煎熟，
捞起滤油；用锅中余油爆香姜粒，加入
虾仁、水、盐、蚝油炒匀，出锅浇在芦
笋上即可。

功效 芦笋是孕期补充叶酸的佳品，可帮
助预防神经管畸形的发生；虾能为孕妈妈
补充蛋白质和钙。

Part 1 怀孕第 1 个月 孕 0~4 周 不知不觉你来了

31

孕期运动的好处

运动让妈妈开心、宝宝聪明

1. 运动让孕妈妈保持好心情。
2. 有利于正常妊娠和顺利分娩。
3. 避免孕期肥胖，有利于产后恢复。
4. 促进胎宝宝的大脑发育。

循序渐进，根据承受力而定

　　孕妈妈每天运动与否以及运动强度，要根据当天的身体状态和承受能力为考虑因素，一定不要疲劳，而要以不累、轻松舒适为限度。做运动时要注意把握运动量、运动频率及幅度。

　　此外，还要注意避免在夏天高温湿热的天气下做运动，以免出现胎儿缺氧而损伤胎儿大脑。双胎的孕妈妈身体负荷更重，因此更要注意运动强度。

出现哪些情况时必须停止做运动

　　做任何一项运动时，孕妈妈一定要注意听从身体的警告，如果运动中感到疼痛、不舒服、晕眩或不能呼吸时，都要立即停止。如果停止后仍有不适感，应立刻就医。

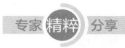

专家 精粹 分享

哪些孕妈妈不适合做运动

● 绝对禁忌的情况
1. 血流动力学异常的心脏病
2. 限制性肺部疾病
3. 孕中晚期的持续性出血
4. 孕中晚期的胎盘前置
5. 有先兆早产的征兆
6. 宫颈功能不全 / 宫颈环扎手术后
7. 胎膜早破和多胎妊娠

● 相对禁忌的情况
1. 极度肥胖和极度低体重
2. 极度静坐，少动生活史
3. 严重贫血
4. 营养不良或进食异常（厌食症，食欲过盛）
5. 未经评估的心律失常
6. 重度吸烟者和慢性支气管炎
7. 未能有效控制的1型糖尿病
8. 未能有效控制的高血压
9. 未能有效控制的癫痫
10. 未能有效控制的甲状腺功能亢进
11. 运动功能受限
12. 胎儿宫内生长受限
13. 孕妇子宫畸形
14. 孕妇有严重脊椎侧弯
15. 有自然流产史或早产史
16. 轻、中度心血管或呼吸疾病（如慢性高血压、哮喘）

安全运动：以轻柔为主

运动准则

1. 在怀孕早期，要避免过于剧烈的运动。
2. 运动方式以缓慢为主，尽可能使身体处于温和舒服的状态。
3. 在天气过热、过冷、潮湿的时候，最好暂停运动。
4. 运动时穿着舒适的衣服。
5. 运动前要排空尿。

枕臂侧躺：全身放松

侧躺（任意一边），下方手臂屈臂枕于头下，另一手臂置于弯曲的大腿上；置于下方的大腿保持放松伸直的姿势，置于上方的大腿稍微弯曲。以舒服为度，做完一侧后再换另一侧。

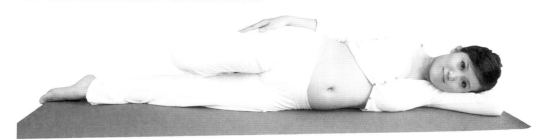

坐姿聆听：
保持平和的心态

坐在瑜伽垫或床上、毯子上，双腿盘坐，手臂自然放松，双手手心朝上，放在大腿上，颈部、脸部放松，聆听有节律的、轻柔的音乐，保持 10 分钟。

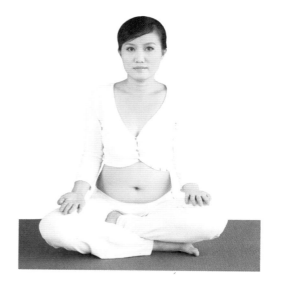

在不知道怀孕的情况下吃了避孕药，会对胎儿有影响吗?

马大夫答

"全或无"定律，解释为"不是生存，就是死亡"。定律是这么说的，若用药是在胎龄一周内，对胎宝宝的影响或者是因药物导致胚胎死亡，或胚胎不受影响，能继续正常发育。也就是说，在这一时期用药，只要胚胎不死亡，就能正常发育。但是，如果对用药的时间记忆比较模糊了，最好去医院检查，向医生咨询用药可能的潜在问题。

怀孕后阴道出现少量出血和褐色分泌物怎么办?

马大夫答

受精卵在着床的时候会导致少量出血，呈褐色，这是正常现象，不用担心，只要注意休息就行了。但是如果出血颜色鲜红，甚至在少量出血的同时还伴有腹痛，这种情况就不正常了，可能是宫外孕、先兆流产、葡萄胎等异常妊娠，需要尽快就医诊断。

明明确定怀孕了，可是在月经期又见红是怎么回事儿?

马大夫答

有些已经怀孕的女性，到了正常月经的那天见红了，这时候不要紧张。如果发现流血很快止住了，血量又不多，这是正常的。事实上，大约20%的女性怀孕后会在孕早期有少量出血，其中绝大多数胎儿都是正常的。如果出血多，伴随腹痛症状，就需要尽快去医院就诊。

孕前没补充叶酸，会影响胎儿发育吗? 需要加大补充剂量吗?

马大夫答

孕前补叶酸，可以保证胚胎早期有较好的叶酸营养状态。若孕前没有补叶酸，首先判断一下日常饮食是否摄入足够的新鲜蔬果，以及富含蛋白质和钙、铁、锌的食物。其次，坚持产检，尤其是排畸检查。产检时胎儿健康就没问题。第三，不要在孕期过量补充叶酸，补过量易导致锌缺乏，使胎儿发育迟缓，低出生体重儿增加。

Part

2

怀孕第 2 个月

—— 孕 5~8 周 ——

早孕反应来了

孕妈妈和胎宝宝的变化

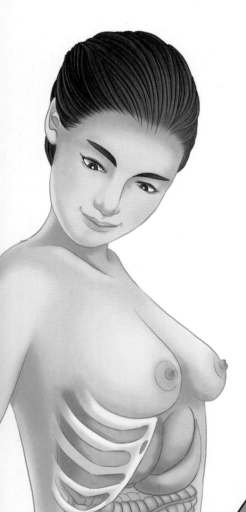

胎宝宝：有了扑通扑通的心跳

1. 眼睛：开始形成，但眼睑还没有形成。
2. 脊柱：慢慢形成。
3. 四肢：刚开始出现的胎芽，即为四肢，但表面上呈不规则的凸起物。
4. 心脏：开始出现有规律的每分钟达 120 次的跳动了。

孕妈妈：乳房增大

1. 乳房增大，会有胀痛感，乳晕颜色加深，并有凸起的小结节。
2. 子宫如苹果大小，子宫壁薄而软，胚胎已初具人形。

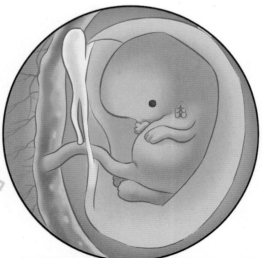

孕吐，孕妈妈的"专享待遇"

别担心，孕吐是正常的妊娠反应

大部分的孕妈妈会在怀孕 6 周左右出现食欲不振、轻度恶心、呕吐、头晕、疲倦等早孕症状，尤其是呕吐。孕吐，民间也称害喜，是正常的妊娠反应。多数孕妈妈一般持续到 14 周左右，孕吐即可减轻或消失，也有在 18 周才慢慢减轻的，甚至有的人整个孕期都伴有呕吐现象。

为什么会出现孕吐

孕吐主要与 3 个方面有关：（1）孕妇体内相应激素迅速升高；（2）孕期嗅觉变得更灵敏；（3）孕妈妈肠胃蠕动减慢，运动量减少，导致消化不良。

没有孕吐正常吗

有的孕妈妈吃啥吐啥，可有的孕妈妈孕吐反应极小，甚至有的人整个孕期都不会吐。不孕吐的孕妈妈会疑虑：是不是胎儿发育不好呢？

孕吐反应是因人而异的，跟个人体质有关，有孕吐正常，无孕吐也不用担心，更不要通过有无孕吐反应来判断胎儿的发育好坏。

吃啥吐啥会不会耽误胎宝宝生长

孕期有孕吐反应的孕妈妈还是占大多数的，吃啥吐啥，甚至一闻到油烟味都想吐，于是很多孕妈妈都会担心会对胎宝宝发育造成不良影响。

辟谣小分队

孕吐越厉害，怀男孩的概率越大

晓飞怀孕才不到 1 个月，每到吃饭时，看着满桌子饭菜，胃里就开始了"翻江倒海"，只得捂着嘴巴去厕所"解决"。婆婆看到后就说，吐得这么厉害，肯定怀的是男孩。

事实上，晓飞婆婆的话毫无根据，孕吐大多是由于体内激素变化引起的，当体内的人绒毛膜促性腺激素含量越高时，孕吐就会越剧烈，跟胎儿性别毫无关系。

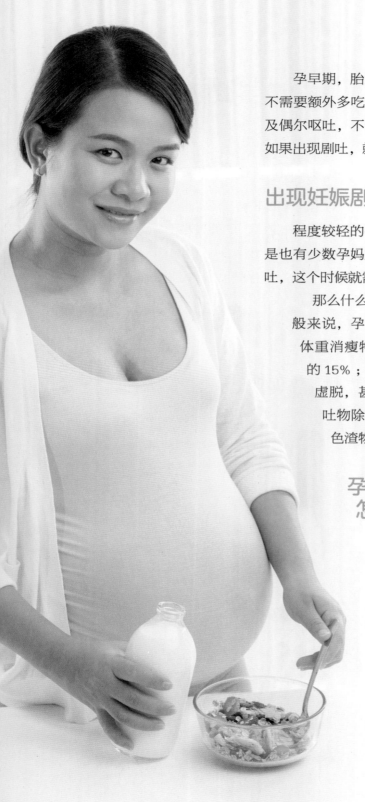

孕早期，胎宝宝所需的营养很少，孕妈妈并不需要额外多吃多少东西，轻度到中度的恶心以及偶尔呕吐，不会影响胎宝宝的正常发育。但是如果出现剧吐，就要加以注意了。

出现妊娠剧呕要就医

程度较轻的孕吐是不会影响正常妊娠的，但是也有少数孕妈妈早孕反应较重，发展为妊娠剧吐，这个时候就需要就医了。

那么什么程度的孕吐属于妊娠剧吐呢？一般来说，孕吐呈持续性，无法进食或喝水，体重消瘦特别明显，体重下降超过原体重的15%；出现严重的电解质紊乱和严重的虚脱，甚至发生生命体征的不稳定；呕吐物除食物、黏液外，还有胆汁和咖啡色渣物，这时应及时到医院检查。

孕吐期间体重没增加怎么办

孕吐是一种很不舒服的妊娠体验，而且孕期的呕吐、恶心感造成了孕妈妈无法保证饮食平衡，有的孕妈妈体重一点也没长，甚至会降低。

在孕妈妈有食欲的情况下尽量正常吃喝，虽然孕吐严重，但身体原来储存的营养足以供应胎宝宝，而且胎宝宝在前几个月长得也很慢，对营养的需求不是很大，所以千万不要过于担忧体重减轻的问题。

放松心情能减轻呕吐

孕妈妈在孕期要放松，保持良好的心态，在应对孕吐的时候做到这一点非常重要，心事重重、疑虑担忧会让妊娠反应更加严重。

首先，孕妈妈要认识到孕吐是正常现象，只要在正常范围内，是不会影响胎宝宝发育的，同时要了解一些相应的科学知识，多与其他的孕妈妈交流，解除心理压力，也可以多和自己的产检医生交流。

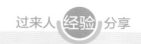

孕吐也是一种幸福体验

我怀孕的时候孕吐也挺严重的，但我心态一直都很好，觉得没什么可苦恼的，反而认为这是一种挺幸福的体验，是宝宝在向我传达讯息，告诉我他正在一点点长大。我应对恶心、呕吐的办法就是不去厨房，不闻油烟味，只要我发现让我恶心的食物，下次就坚决不让它再出现在我面前。

吃了就吐，也要该吃就吃

孕妈妈在没有食欲的时候，不必强迫自己进食，但是不要在有食欲的时候也不敢吃，孕吐的间隙，只要能够进食就要大胆吃，选择自己想吃的东西吃。此时不要让自己饿肚子，对于食物选择不要过分禁忌，即使你想吃的东西营养价值不是那么高，也比不吃要好。

可缓解孕吐又有营养的食物

如果你没有特别的偏好，那么不妨选择下边这些食物，既能缓解孕吐，又富有营养，比如燕麦面包、原味麦片、杂粮粥、酸奶、水煮蛋、蒸蛋羹、水饺、各种新鲜的蔬菜和水果等。

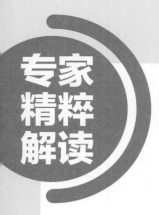
减少流产发生

扫一扫，听音频

孕早期是流产高发期

妊娠不足28周，胎宝宝的体重不足1千克而中断妊娠的，就称为流产，分为早期流产和晚期流产。

早期流产发生在怀孕12周之前，比较多见，占到全部流产的80%以上。晚期流产发生在怀孕12周之后，发生率占15%左右。

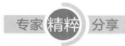

专家 精粹 分享

流产有时是不幸中的万幸

自然流产是每个孕妈妈都不愿面对的，但换个角度看，这也是人体对异常胚胎的一种自然淘汰。大部分的早期流产都是因为染色体有问题而导致的，这样的胚胎即便存活下来也可能是畸形或者不健康的。而排除染色体问题外，有流产征兆的孕妈妈经过休息和治疗也可以继续妊娠。因此孕妈妈要正确看待流产。

引起流产的因素有哪些

因素	原因
胚胎染色体、基因异常	这是自然流产最常见的原因。染色体异常导致的流产几乎占所有流产的2/3，染色体异常的胚胎多数会发生胚胎退化甚至消失，即使极少数发育成胎儿，孩子出生以后也会有畸形或一些器官功能异常
外界的不良刺激	影响胚胎的外界因素比较多，如镉、铅等重金属，有机汞、甲醛、苯、DDT等化学物质，还有放射性物质、电离辐射等，孕妈妈接触后，会直接作用或通过胎盘影响胎宝宝，使其发育受损，发生流产
孕妈妈因素	内分泌失调；甲状腺功能减退、严重的糖尿病等；全身性疾病，如严重的感染等；子宫发育不全；宫颈功能不全，子宫颈内口松弛；母胎血型不合
精神因素	孕妈妈精神紧张、压力大、多思多虑也会增加流产的风险

流产会有哪些征兆

1. 阴道出血：阴道出血可分为少量出血和大量出血，持续性出血和不规律出血，尤其是阴道出血伴随着腹痛，需要特别注意。

2. 疼痛：骨盆、腹部或者下背部可能会有持续的疼痛感，当阴道出血的症状出现后，可能几小时或者几天后开始感到疼痛。

3. 阴道排出异物：阴道排出血块或者浅灰色的组织。

什么是先兆流产

早期先兆流产的主要征兆是阴道流血，量少，色红，持续时间数日或数周，无腹痛或有轻微下腹疼痛，伴腰痛及下坠感。先兆流产有的经过保胎后可继续妊娠。

先兆流产不一定会发生真正意义的流产，能否继续妊娠取决于胚胎的情况。如果胚胎异常，那么流产不可避免；如果胚胎是正常的，经过相应的休息、观察、必要的治疗，可以继续妊娠。

积极预防先兆流产

1. 避免劳累和重体力劳动：比如加班、熬夜、提重物等。

2. 避免接触有害物质：不染发、烫发；不涂指甲油；不要居住刚装修不久的房间；不滥服药物；远离辐射环境。

3. 孕早期最好不要进行性生活：孕早期性生活要节制，否则腹部受到挤压、宫颈受到刺激后容易引发宫缩导致流产。

4. 注意生殖道健康：保持外阴清洁，一旦发生阴道炎症，应及时治疗。

5. 保持愉快的心情：过度的精神刺激是引起流产的一个因素，孕妈妈要保持愉快的心情，有利于胚胎的健康发育。

高龄孕妈妈更要做好孕期保健

高龄孕妈妈是指预产期年龄在 35 岁及 35 岁以上的妊娠期妇女。

过了 35 岁之后，卵巢功能逐年下降，发生自然流产的概率也相对增高，因此高龄孕妈妈更需要重视孕期保健，尤其是具有流产诱因的高龄孕妈妈，更要认真对待产检，养成良好的生活和饮食习惯。

孕早期先兆流产到底应该注意什么

如何选择，是否干预

当孕妈妈有流产征兆的时候，要及时到医院检查并寻找原因，如果是因为高血糖、甲状腺功能低下、黄体功能不良等原因引起的，那么经诊断胚胎发育健康的情况下，可以进行相应处理。如果经诊断为宫外孕或难免流产或胚胎停育，应尽早中止妊娠，以免造成稽留流产或感染，不仅影响以后怀孕，严重的还会危及孕妈妈的生命。

也有的孕妈妈出现先兆流产后因为担心胎儿不健康，不愿过多人工干预，采取顺其自然的态度，这也未尝不可。

黄体酮到底能不能治疗先兆流产

黄体酮也称孕酮，它在胚胎植入和维持早期妊娠方面具有关键作用。它还可以调节免疫反应，抑制母体对胚胎这一外来物的免疫排斥反应，有利于胚胎在宫内生长发育。因此，对于因黄体功能不足、子宫敏感性高等导致的先兆流产，可用黄体酮保胎，以降低子宫的敏感性，减少出血并抑制子宫收缩。

但是如果胚胎本身质量有问题，出现了黄体酮偏低的情况，即便补充黄体酮，也是没有任何效果的，并不能防止先兆流产的发生。自然流产大多数时候是因为胚胎本身存在问题，是对不良胚胎的一种自然淘汰。

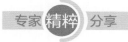
专家 精粹 分享

阴道有不规则出血要警惕葡萄胎

葡萄胎最常见的症状就是阴道不规则出血，出出停停。诊断葡萄胎最准确的是 B 超检查，检查显示为无胎心及羊水，出现密集的中低小波。一经确诊，要立即住院治疗。

胎停育

什么是胎停育

如果把受精卵比喻成一颗种子，当种子无法发芽，不能继续生长时，就是胚胎停育，简称胎停育。B超检查表现为妊娠囊内胎芽或胎儿形态不完整，无胎心搏动。引起胎停育的原因有很多，常见有胚胎染色体异常，母体内分泌失调，生殖器官疾病，免疫方面的因素等。胎停育后会引起流产，表现为下腹痛、阴道不规则出血。

出现哪些情况要警惕胎停育

如果发生胎停育，早期症状可能出现阴道出血，常为暗红色血性白带；最后还可能出现下腹疼痛，直接排出胚胎的流产状况。

有的人没有初期迹象，直接出现腹痛、流产，甚至有人毫无察觉，通过B超检查才发现胚胎停止发育。

确定胎停育后怎么做

确诊为胎停育后，要尽快终止妊娠，并做流产绒毛细胞染色体检查。如果就医便利，也可以先观察几天，等待胎儿自然流产，自然流产发生后要尽快前往医院，以免大出血，并且要做产后B超检查以确认是否完全流干净了。

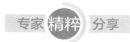

如何根据胎心判断胎停育

胎心搏动就是胎儿的心跳，原始胎心管搏动，一般出现在6~7周，但是如果考虑到根据末次月经计算孕周会有误差，可将胎心出现的时间延迟2周来考量。如果有阴道流血和腹痛等异常情况，妊娠8周还没见到胎心搏动，就要引起重视了，可能是胎停育。

有胎停育史的孕妈妈需要注意什么

有胎停育经历的女性，在备孕阶段就应该开始吃叶酸或复合维生素，以提高卵子质量。一旦发现停经后，应到医院做相关检查，如查血HCG和黄体酮的值，监测胚胎的发育情况，同时不要剧烈活动，保持愉快的心情。

及时发现宫外孕

宫外孕就是受精卵安错了家

正常情况下，受精卵会在子宫壁上安营扎寨，如果由于种种原因，受精卵在从输卵管向子宫的迁移过程中，没有到达子宫就停留下来，这就是宫外孕，也叫异位妊娠。

如何提早确诊是否为宫外孕

停经、腹部疼痛、阴道出血是宫外孕典型的三大症状，停经6~8周后，孕妈妈如有这几种症状，就得考虑是否为宫外孕。

观察症状：当停经6~8周后，出现腹痛，伴有恶心呕吐、肛门坠胀感，常有不规则阴道出血，出血为深褐色血样、量少（一般不超过月经量）、淋漓不净。如果出血量较多，会伴有晕厥和休克。

如果有上述症状，赶紧第一时间去医院进行检查，检查项目有：尿检、血清检查、B超检查。如果确诊为宫外孕，一般采用腹腔镜治疗，手术创伤小，术后恢复快，更易于保留输卵管。

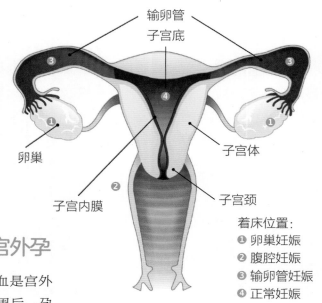

输卵管
子宫底
卵巢
子宫内膜
子宫体
子宫颈

着床位置：
❶ 卵巢妊娠
❷ 腹腔妊娠
❸ 输卵管妊娠
❹ 正常妊娠

宫外孕有何表现

1. 停经：确认怀孕后，如果出现HCG值不正常，就有可能是宫外孕。

2. 腹痛：90%的宫外孕会出现腹痛，常表现为严重的突发性剧痛，为撕裂样或刀割样，因腹腔内出血刺激腹膜所致。

3. 晕厥与休克：由于腹腔内急性出血，可引起血容量减少及剧烈腹痛，轻者常有晕厥，重者出现休克。

4. 阴道出血：阴道会有少量出血。

5. 其他症状：宫外孕的症状常常是不典型的，有的患者还会出现恶心、呕吐、尿频尿急、面色苍白、血压下降等症状。

饮食指南：清淡为主

避免油腻食物

油腻食物最容易引起孕妈妈的恶心或呕吐，而且会加重胃肠道消化负担，因此要避免吃油腻的食物。蔬菜、菌菇等食物在烹调过程中也要注意少油少盐，越清淡越能激发孕妈妈的食欲。

少食多餐

没食欲的时候不要强迫自己吃，有食欲的时候就适当进食，一天可以多吃几顿，还可以随时准备点自己喜欢的零食，既能补充营养，又能避免空腹引起的恶心感。

补充 B 族维生素

孕早期，胚胎很小，几乎不需要多吃，此时孕妈妈的食欲通常较差，饮食宜清淡。需要注意的是，在恶心呕吐不严重时尽量多吃些主食、水果和酸奶等，可以补充所需营养。特别是各种 B 族维生素，对缓解妊娠反应很有帮助，维生素 B_6 有直接的止吐作用。

多吃点新鲜蔬菜、水果，喝点果蔬汁

新鲜的蔬菜和水果富含维生素，可以增强母体的抵抗力，促进胎儿生长发育，还能缓解孕吐，孕妈妈可适当多吃。此外，也可以将蔬菜和水果搭配起来打成果蔬汁饮用，比如苹果汁、橙汁、芹菜汁等。

常备一些苏打饼干

经常孕吐的孕妈妈可以常备点苏打饼干，苏打饼干是碱性的，能中和胃酸，减轻孕吐反应。如果早晨起床的时候就开始恶心甚至呕吐，可以先吃几块苏打饼干，能让你好受一些。

偏爱酸味食物并不奇怪

怀孕期间，很多孕妈妈都会偏爱酸味食物，觉得吃完舒服些，这可能是因为酸味食物能提升食欲、促进消化。喜欢吃酸味的孕妈妈最好选择既有酸味又能加强营养的天然食物，比如番茄、樱桃、杨梅、橘子、酸枣、青苹果等，而不要吃酸菜等腌制食品，因为腌制食品中的营养成分很低，致癌物质亚硝酸盐含量较高，过多食用对母胎均不利。

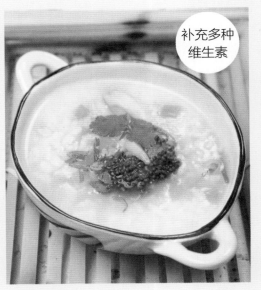

补充多种
维生素

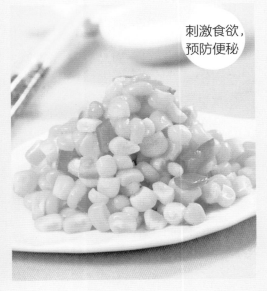

刺激食欲，
预防便秘

田园蔬菜粥

材料　大米 100 克，西蓝花、胡萝卜、蘑菇各 40 克。

调料　香菜末、盐、高汤各适量。

做法

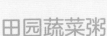 西蓝花洗净，掰成小朵；胡萝卜洗净，去皮，切丁；蘑菇去根洗净，切片；大米淘洗干净，用清水浸泡 30 分钟。

❷ 锅置火上，倒入高汤和适量清水大火烧开，加大米煮沸，转小火煮 20 分钟，下入胡萝卜丁、蘑菇片煮至熟烂，倒入西蓝花煮 3 分钟，再加入盐、香菜末拌匀即可。

功效　这款粥可为孕妈妈提供丰富的维生素 C、胡萝卜素、钙、膳食纤维等营养素，开胃、清淡、易消化，有孕吐反应的孕妈妈可以常吃此粥补充营养。

松仁玉米

材料　嫩玉米粒 200 克，胡萝卜 50 克，去皮松仁 30 克。

调料　盐 3 克，白糖 5 克，水淀粉 10 克。

做法

❶ 玉米粒洗净，焯水，捞出；胡萝卜洗净，去皮，切丁；松仁炒香，捞出。

❷ 油锅烧热，放玉米粒、胡萝卜丁炒熟，加松仁、盐、白糖，用水淀粉勾芡即可。

功效　玉米和松仁搭配食用，口感好，能刺激食欲，还能补充膳食纤维、维生素 E、不饱和脂肪酸等，可预防孕期便秘，促进胎宝宝眼睛和大脑发育。

安全运动：安胎养胎

运动准则

1. 孕2月是流产的高发期，但不等于所有的孕妈妈都要卧床休息，做一些幅度不大的轻柔的运动，会让胎儿更健康。
2. 如果有流产先兆，甚至需要卧床保胎，那么要谨遵医嘱。

散步，几乎适合所有的孕妈妈

散步是一项温和而安全的运动，在天气适宜时，孕妈妈可以到空气清新的地方散散步，能缓解水肿、消除疲劳、稳定情绪。孕晚期散步还可以帮助胎儿尽快入盆，为分娩做准备。

孕妈妈在散步时一定要有家人陪同，避开车多、人多、有台阶、坡度陡的地方。散步的频率要不急不缓，时间和距离以不劳累为宜。同时宜穿宽松、舒适的衣服，最好穿软底运动鞋。夏天或冬天应注意防暑、防寒，雾天、雨天、雪天时不宜散步，以免发生意外。

躺在床上就能做的脚操

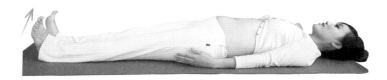

1 仰卧，脚跟着地，脚尖向上勾。

2 双脚脚心相向。

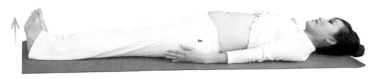

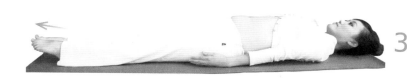

3 脚尖再向下压。但要注意幅度，以免发生腿抽筋。

黄体酮保胎有没有不良反应?

马大夫答 ——————————

治疗流产、早产所用的黄体酮,如常用的黄体酮注射液、口服黄体酮及阴道黄体酮凝胶,均属天然黄体酮,不会对胎宝宝造成伤害。

孕妈妈在孕早期大约 8 周内,由卵巢分泌黄体酮来支持妊娠。在怀孕 8 周后,胎盘早期绒毛也产生黄体酮,到以后由胎盘分泌黄体酮。

自然产生黄体酮的功能不足、黄体酮下降,是流产、早产的重要原因之一,所以常用黄体酮来治疗流产、早产。如果必须使用黄体酮保胎,也不必太过担心。

孕期感冒了,怎么办?

马大夫答 ——————————

普通感冒病程一般一周左右可自愈,多喝水、多休息,尽量不吃药。若出现体温升高(不超过 38℃),以物理降温为主,如脱去多余衣物、房间通风换气等。当体温超过 38.5℃时,可遵医嘱吃退烧药,服药后仍高烧不退,要及时就医。

孕期需要吃燕窝、海参等营养品吗?

马大夫答 ——————————

有的孕妈妈家庭条件好,恨不得每天一只海参、一碗燕窝。目前没有明确研究证明吃这些食物对孕妈妈和胎宝宝有很大的益处。而海参、燕窝中的营养如蛋白质、碳水化合物以及一些矿物质,完全可以从普通食物中摄取。如果孕前没吃过燕窝、海参等,孕期也不宜轻易尝试,以免引起过敏反应。

怀孕第 3 个月

—— 孕 9~12 周 ——

即将告别早孕反应，
体重逐渐增加

孕妈妈和胎宝宝的变化

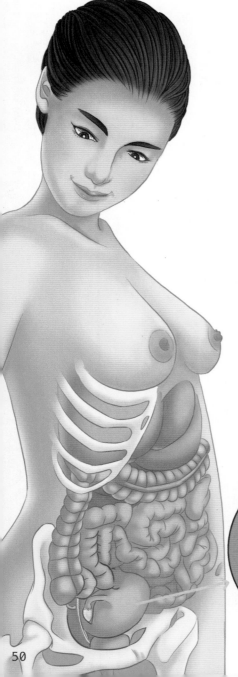

胎宝宝：大脑迅速发育

　　1.大脑：脑细胞数量增加快，头部占身体一半左右。

　　2.五官：已经形成了眼睑、唇、鼻和下腭。

　　3.脐带：里面有一根动脉、两根静脉连接着妈妈和胎宝宝。妈妈通过脐带给胎宝宝输送营养，胎宝宝通过脐带将废物排泄出去。

　　4.肾脏和输尿管：发育完成，开始有排泄现象。

　　5.四肢：腿在不断生长着，脚可以在身体前部交叉了。

孕妈妈：触摸子宫时能感觉到胎宝宝的存在

　　1.乳房更胀大了，乳房和乳晕的颜色加深。可以换大一点、更舒适的内衣穿了。

　　2.腹部没有明显的变化。此时，按压子宫会感觉到胎宝宝的存在。孕 11 周前后，在腹部会出现妊娠纹，腹部正中会出现一条深色的竖线。

　　3.胎盘覆盖在子宫内层特定部位，开始制造让胎宝宝舒服、促进其正常发育所需的激素。

第一次正式产检

建档是第一次产检的重头戏

建档就是孕妈妈孕 6 周之后到社区医院办理《母子健康档案》，然后带着相关证件到你想要在整个孕期进行检查和分娩的医院做各项基本检查，医生看完结果，各项指标都符合条件，允许你在这个医院进行产检、分娩的过程。

一般来讲，这个时候孕妈妈需要确定一家医院建档，整个孕期的检查和分娩都在此进行。一般在第一次检查结束后，医生会根据检查结果确定你是否符合建档的条件，符合条件的一般就可以成功建档了。

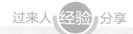

过来人 经验 分享

提前了解《母子健康档案》办理流程

《母子健康档案》是医院建档的前提，为即将添丁的家庭提供一定的保健知识，并记录孕妈妈产前检查和分娩情况，以后宝宝的保健和预防接种都要用到。每个地方规定不一样，一定要提前做好电话咨询。其实，建档并没有那么复杂。我去的时候，就拿了双方身份证、暂住证和尿检证明怀孕的单子就给办了，特别顺利，整个过程大概就 10 分钟。但是也跑了两趟，第一次去，工作人员说逢周一、周四下午才给办理，还是信息工作没做到位呀。

第一次产检需要检查的项目最多

第一次正式检查包括称体重、量血压、问诊、血液检查、尿常规检查等。

血液检查中包括基本的生化检查、乙肝和丙肝筛查、TORCH 全套检查（备孕期发现异常；孕期有发热、皮疹，家有宠物者做该项检查）、监测肝肾功能、测 ABO 血型和 Rh 血型等。

尿常规检查主要是看酮体和尿蛋白是否正常，以及是否有隐血。

穿方便穿脱的衣服

产检的时候最好穿宽松衣裤，不穿连体裤袜，条件允许可以穿裙子，这样内诊时就不会给自己造成太多的麻烦；还要穿一双方便穿脱的鞋子，鞋子最好是不用弯腰系鞋带的；可以随身带一个小手提包，装上《母子健康档案》、笔、小本子等随用的东西（也可以用手机记录），医生有什么嘱咐可以随时记下来。

NT 筛查，早期排畸

NT 筛查是排除胎儿畸形的重要依据

NT 即胎儿颈项透明层，是指胎儿颈后部皮下组织内透明液体的厚度，是产前筛查胎儿染色体异常的有效方法之一，能够作为判断是否为唐氏儿的重要依据。

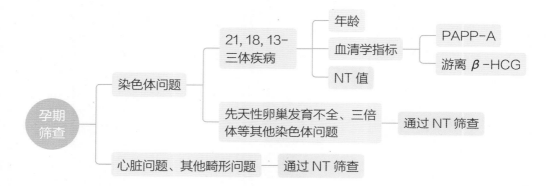

NT 筛查决不能错过 11~14 周

NT 筛查最好在 11~14 周做，因为 NT 仅仅在胎儿 11~14 周才会存在，从第 15 周开始，NT 便逐渐被淋巴系统吸收，变成"颈部褶皱"（简称 NF）。而 11 周之前，NT 还没有完全形成。

NT 的标准值是多少

一般来说，只要 NT 的数值低于 3 毫米，都表示胎儿正常，无须担心。如果检查结果超过 3 毫米，常提示胎儿异常，需要进行遗传咨询，做绒毛活检等产前诊断来检查胎儿的染色体，做排畸超声进一步排查畸形，有条件的话可以做胎儿超声心动图检查排除心脏问题。NT 值不存在越小越好的说法，只要在参考范围内都是正常的。

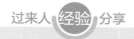

做 NT 筛查需要注意什么

这项检查不需要什么特别的准备，不用空腹，也不用憋尿，只是需要胎宝宝的配合，否则位置不好的话是看不到的。医生通常会让你出去走动走动，甚至会压压你的肚子，以便让胎宝宝翻身。整个检查需 10~20 分钟。

解读 NT 检查单

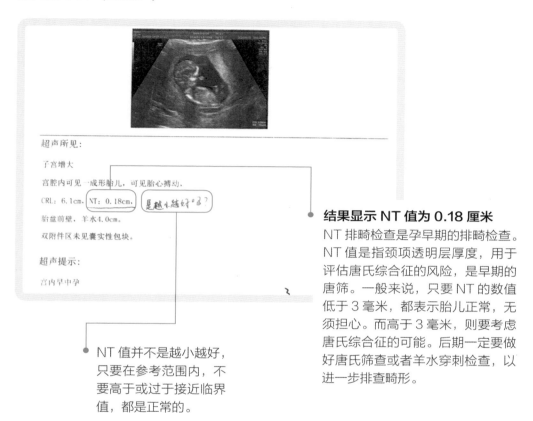

超声所见：

子宫增大

宫腔内可见一成形胎儿，可见胎心搏动。

CRL: 6.1cm. NT: 0.18cm. 是越小越好吗？

胎盘前壁，羊水4.0cm.

双附件区未见囊实性包块。

超声提示：

宫内早中孕

结果显示 NT 值为 0.18 厘米

NT 排畸检查是孕早期的排畸检查。NT 值是指颈项透明层厚度，用于评估唐氏综合征的风险，是早期的唐筛。一般来说，只要 NT 的数值低于 3 毫米，都表示胎儿正常，无须担心。而高于 3 毫米，则要考虑唐氏综合征的可能。后期一定要做好唐氏筛查或者羊水穿刺检查，以进一步排查畸形。

NT 值并不是越小越好，只要在参考范围内，不要高于或过于接近临界值，都是正常的。

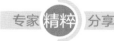

专家 **精粹** 分享

NT 检查没看到鼻骨怎么办

　　鼻骨是否发育正常和唐氏综合征的关系非常密切，唐氏儿通常有鼻骨缺失的早期 B 超影像，因此如果 NT 筛查结果显示"鼻骨清晰可见""可见鼻骨"等字样，这绝对是特大利好。

　　但如果显示"鼻骨不满意"呢？正常来说，胎儿的鼻骨在 9 周时就发育完成了，在 11~14 周是完全可以检测到的，如果检测不到，要排除孕周计算不准确以及胎宝宝的姿势问题。

　　NT 扫描对 B 超操作者有很高的要求，操作者必须运用 B 超仪器将胎儿引导到正确的体位才能看清 NT 和鼻骨，因此如果胎宝宝不配合，导致 NT 显示"鼻骨不满意"，那么可以听从大夫建议复查，如果复查还是看不到，就要进行遗传咨询了。

乳房不断增大，为母乳喂养做准备

乳房时刻在为泌乳做准备

怀孕后的乳房并不是向上向前增大，而是从下半部分向腋窝处增大。

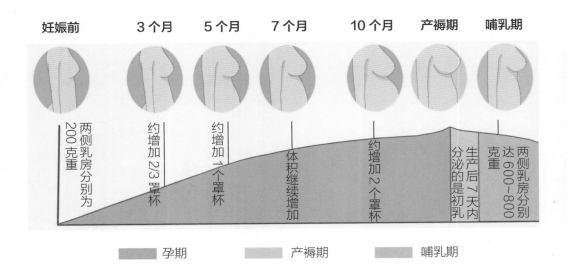

妊娠前	3个月	5个月	7个月	10个月	产褥期	哺乳期

两侧乳房分别为200克重　约增加2/3罩杯　约增加一个罩杯　体积继续增加　约增加2个罩杯　生产后7天内分泌的是初乳　两侧乳房分别达600~800克重

■ 孕期　　■ 产褥期　　■ 哺乳期

及时更换大尺寸胸罩

尺寸合适的胸罩能保护乳房健康，买小了会限制乳腺组织的正常发育，影响今后的哺乳。

可以先用卷尺量胸部下面即下胸围绕一圈，得出其尺寸。对于罩杯的大小，应该是用卷尺量胸部最高点处，绕身体一圈的大小，一定要保持卷尺水平且贴近身体。罩杯的大小能完全贴合胸部，没有多余的脂肪漏出则说明罩杯合适。而下胸围大小合适的标准则是完全贴合皮肤，不会过紧或过松。

买胸罩一定要试穿一下，这是保证找到适合自己胸罩的最好方法，千万不要因为匆忙或不好意思而忽略了这个步骤。

整个孕期需更换 2~3 次胸罩尺码

孕期更换胸罩也不能一味图大，尺寸过大根本起不到支撑乳房、保护腺体的作用。每当你感到胸罩小了，就要再次更换一个合适的，以减少重力对于乳房韧带的牵拉。特别是当你做一些孕期运动的时候，如孕妇操、游泳等，大小合适的胸罩就更有必要了。

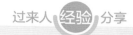

过来人 **经验** 分享

**最好买调整型哺乳内衣，
生完孩子也能穿**

整个孕期乳房会不断胀大，所以买内衣的时候最好买调整型的，并且是方便哺乳的，这样生完孩子也能穿，方便喂奶。

用温水清洗乳房

乳房的清洁对于保持乳腺管通畅，增加乳头韧性，减少哺乳期乳头皲裂等的发生无疑具有很重要的作用。

1. 清洁乳房时，要使用温水擦洗，并将乳晕和乳头的皮肤褶皱处一并擦洗干净。

2. 不可用手硬抠乳头上面的硬痂，可在乳头上涂抹植物油，待上面的硬痂或积垢变软后再用温水冲洗干净，拿一条柔软干净的毛巾拭干，之后在乳晕和乳头上涂些润肤乳，避免干燥皲裂。

3. 千万不要用香皂或肥皂、酒精等清洁乳房，这些清洁用品不利于乳房的保健及随后的母乳喂养。

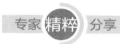

专家 **精粹** 分享

乳头内陷要及时矫正，以免影响哺乳

如果孕妈妈乳头内陷，可清洗乳房后用手指牵拉。严重乳头内陷者，可以借助乳头吸引器和矫正内衣来矫正。使用的时候要注意，一旦发生下腹疼痛则应立即停止。有流产史的孕妈妈应尽量避免使用下面的方法刺激乳头。

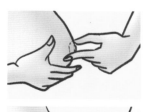

1 用一只手托着乳房，用另一只手以拇指、食指和中指牵拉乳头下方的乳晕，改善伸展性。

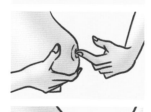

2 抓住乳头，往里压到感到疼痛为止。

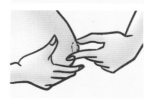

3 用手指拉住乳头，然后拧动，反复 2~3 次。

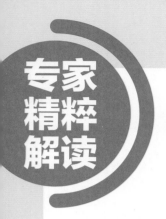
专家
精粹
解读

管好体重好生养

体重增长反映胎宝宝长得好不好

孕期的每一次检查都包括一个例行项目，那就是称体重，足见体重管理在孕期的重要性。怀孕之后，体重增长是必然的，由于胎儿依靠胎盘获取营养，如果母亲没有获得足够的体重，那胎宝宝就有可能出现营养不良、生长迟缓等。因此可以说，孕妈妈的体重增长在一定程度上反映了胎宝宝的生长发育情况。

孕妈妈增长的体重 ≠ 胎宝宝的体重

孕妈妈的增重量和胎宝宝的增重量并不是相等的，胎宝宝的增重量只占孕妈妈增重量的 20%~25%，其他 75%~80% 成为了母体储备的脂肪、液体等，主要表现在子宫、胎盘、乳房、血液、羊水等的重量增加。

孕期体重都长哪了

| 孕妈妈增长的体重 | = | 孕期子宫的肌肉层迅速增长 | + | 胎盘 | + | 孕妈妈的乳腺组织增大 | + | 孕妈妈血容量增加 |

+

| 孕妈妈体液增加 | + | 孕妈妈为泌乳做准备会储备一些脂肪 | + | 宝宝体重 |

哪些是必要性体重增长

胎宝宝要在 40 周的时间里从一个受精卵成长为一个重 3 千克左右的胎儿，支撑他生长发育的有胎盘、羊水、妈妈的血容量、增大的乳腺、扩大的子宫等。这些构成了孕妈妈孕期一部分增长的体重，称之为必要性体重增长。

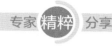

高龄孕妈妈更易发胖，体重不宜增长过快

很多孕妈妈生怕胎宝宝营养不足、发育不良，因此拼命吃、吃、吃，结果造成孕期体重增加过多。孕期体重增长过快、过多，可能会引发妊娠并发症，如妊娠糖尿病、妊娠高血压等；还容易造成难产，使胎儿产伤率增高。

高龄孕妈妈更易发胖，也更容易患上妊娠糖尿病，因此要控制体重。怀孕期间体重增加最好别超过 12.5 千克，多吃高蛋白、低脂肪食物，少吃甜食。

体重长得太快太慢都不好

体重增长过快的危害

导致巨大儿
增加分娩难度
引起妊娠并发症
孕妈妈身材走样
容易长妊娠纹
产后身材不易恢复

孕期控制体重，
会影响胎宝宝发育

孕期如果不能均衡合理地摄取营养物质，导致体重控制不理想，对胎宝宝的发育有害无利。如果孕期不控制体重，会导致巨大儿，影响顺产。另外，对孕妈妈的身体恢复也会产生不利影响，容易导致产后肥胖。

体重增长过慢的危害

易致胎儿发育迟缓
孕妈妈容易贫血
宝宝出生后免疫力低

孕期到底该增重多少

扫一扫，听音频

孕前体重决定了你该增重多少

一般来说，使用体重指数（即 BMI）来评估孕妈妈的营养状况比较准确，BMI 值还可预估孕期体重增长情况。

体重指数（BMI）= 体重（千克）÷ 身高的平方（米²）

怀孕前 BMI 指数	体型	孕期体重应增加多少	体重管理要求
<18.5	偏瘦	12.5~18 千克	适当增加营养，防止营养不良
18.5~24	标准	11.5~16 千克	正常饮食，适度运动
≥24	超重	7~11.5 千克	严格控制体重，防止体重增加过多

孕早期宜增重 1~1.5 千克

孕 1~3 月，胎宝宝还没有完全成形，各器官发育尚未成熟，此时大部分孕妈妈的体重增长较慢，孕早期总增重在 1~1.5 千克。

孕中期胃口好，宜每周增重 0.5 千克左右

孕中期开始，胎宝宝迅速发育，孕妈妈的腹部也明显凸起。这时孕妈妈的胃口变得好起来，体重增长以每周增加 0.5 千克为宜。饮食上要注意均衡，不偏食、不挑食。同时适度运动，帮助控制体重，为分娩做准备。

孕晚期体重上升快，每周增重要控制在 0.5 千克以内

孕晚期胎宝宝的发育较快，孕妈妈的体重上升也较快，大部分的体重都是在孕晚期长上来的，因此孕妈妈此时一定不要掉以轻心，不能听之任之，最好将体重控制在每周增长不超过 0.5 千克，并根据体重变化及时调整饮食和运动。

多胞胎妈妈应增重更多吗

怀多胞胎应多增加营养

对于怀有双胞胎或多胞胎的孕妈妈来说，一个人吃的饭几个人来分享，因此要比怀一个宝宝的孕妈妈摄取更多营养，以确保宝宝的生长发育。孕妈妈只有增加足够的体重，才能使宝宝们长到健康的个头，否则会导致早产、宝宝出生体重过轻等问题。因此这类孕妈妈需要适当多吃点儿。饮食上可选择富含蛋白质、钙、碳水化合物的食物，尤其是粗粮。

孕妈妈体重需增加 16.7~24.3 千克

怀双胞胎或多胞胎的孕妈妈，体重应该增加多少才合适呢？对于 BMI 标准的孕妈妈来说，需要增重 16.7~24.3 千克，只比怀一个宝宝的孕妈妈多增加 4 千克即可，增重太多容易增加罹患妊娠并发症的危险。如果怀孕前就超重，需要增加的体重就应相应减少，以不超过 24.3 千克为宜。

怀多胞胎一般需要服用膳食补充剂

加强营养能给多胞胎宝宝提供充足的营养，膳食补充剂对于胎宝宝的健康发育十分重要，因此双胞胎或多胞胎妈妈最好咨询专业的营养师，调整饮食，适当添加膳食补充剂。

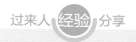

过来人 经验 分享

长肉也是一种挑战

我怀孕的时候真的是既兴奋又紧张，就拿体重来说吧，只怀一个宝宝增加体重很容易，可是对于我这个双胎妈妈，体重增加变成了一种挑战，肚子比一般人大，我总担心营养不够两个宝宝用。所以除了每天少食多餐以外，还服用了膳食补充剂，结果证实我的营养补充计划还是有效的，两个宝宝生下来的时候都在 3 千克上下。

监测体重，及时纠正

在家定期监测体重

体重增长过快过慢都会影响胎宝宝的健康，因此孕期要做好体重管理。那么管理体重最简便的方法就是自己在家称重，既简单、易操作，又能起到及时监测的效果。而不要单单依靠产检时的称重记录。

准确称体重的小细节

1.尽量使用同一台体重秤来称重。

2.每次都在同一身体状态下称重：体重在一天内的不同时刻会相差 1 千克左右，如吃饭或喝水前后、睡觉前后、大便前后的体重会有所差异。最好选择在清晨起床排便后、早餐前，或沐浴后赤脚穿内衣裤时进行测量，每次选择同样的时间点，能保证测量的准确度。

3.称重时尽量穿着薄厚相当的衣服，以力求精准。

体重变化异常时要咨询医生

孕期控制体重过多、过快的增长是十分必要的，这样能避免妊娠并发症，还能减少分娩困难。但是如果体重增长过慢也要注意，可能提示胎儿发育迟缓或者某种疾病所致。如果体重明显下降就更要引起重视了，即使是孕吐严重的孕早期，体重的下降也不应超过孕前体重的 10%，此外要排除疾病、营养不良等情况。

别把水肿当肥胖

孕期有个特殊的现象就是孕期水肿，孕妈妈要学会区分肥胖和水肿，以便及时发现问题，采取对应措施。如果你突然发现自己的腿变粗了，那么可以用拇指按压小腿胫骨处，如果压下去后，皮肤明显凹下去且不会很快恢复，表示发生了水肿。发生水肿后要注意查找原因，对症处理。

饮食指南：
长胎不长肉，应该怎么吃

为两个人吃饭 ≠ 吃两个人的饭

胎宝宝主要通过胎盘从母体吸收养分，因此孕妈妈的营养直接关系胎宝宝的发育情况，注重饮食营养意义重大，可以说是一人吃两人补，但这里的为两个人吃饭不等于吃两个人的饭，孕期饮食要重质、重营养均衡，而不是一味加量。

孕早期饮食，数量不一定多，但种类要多

孕早期的饮食应注意食物的多样化，数量可以不多，但为了保证营养的全面，饮食的种类要丰富多样。

有孕吐反应的孕妈妈，可以通过少食多餐的方式来增加食物品种，以免妊娠反应引起营养缺乏，同时注重补充 B 族维生素，能帮助改善呕吐现象。

而没有妊娠反应的孕妈妈，食物的数量也不必增加太多，跟孕前保持相当水平即可，种类也要尽可能的丰富多样。孕早期体重不宜增加太多，以免增加后期控制的难度。

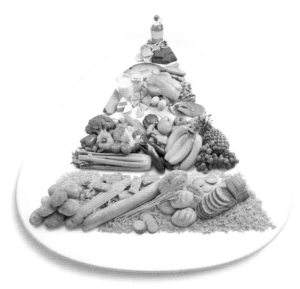

没有一种食物能满足人体所需的所有营养，孕期饮食更要注重均衡、多样化，孕妈妈可以在孕期膳食金字塔的基础上调整饮食，保证营养的全面

餐餐不过饱

孕妈妈吃饭千万不要吃到撑，可以每顿少吃一点，多吃几顿，这样总量是一定的。不要试图把一天的营养通过三顿饭吃下去，你可以变成五顿或者六顿来吃，以减轻肠胃负担。

细嚼慢咽能避免吃撑

细嚼慢咽能促使唾液分泌量增加，唾液中含有大量消化酶，可在食物进入胃之前对食物进行初步的消化，有利于保护胃黏膜。细嚼慢咽可使食物进入肠胃的速度变慢，能使大脑及时发出吃饱的信号；如果进食过快，当大脑发出停止进食的信号时，往往已经吃得过饱，容易导致热量摄入过多，引发肥胖。

主食中要多点儿粗粮

适当增加粗粮的摄入，可以防止孕期便秘，还能防止体重增长过快。玉米、燕麦、荞麦、红豆、绿豆等都是很健康的粗粮，可以占全天主食总量的三分之一甚至一半。

水果糖分高，当加餐吃

很多孕妈妈以为孕期大量吃水果可以让胎宝宝皮肤好，其实水果不能过量食用，因为水果中糖分含量较多，进食过多容易引起肥胖。一般来说，每天最好吃2种不同的水果，总量不超过200克，并且最好当加餐吃。如果在此基础上多吃了水果，就要相应减少主食的摄入量，以维持每日摄入的总热量不变，以免引起肥胖。

体重增长过快要减少热量摄入

体重超标的孕妈妈要考虑减少碳水化合物的摄入，适当多摄入蔬菜。为预防碳水化合物摄入过量，孕妈妈可以在进餐时先进食蔬果，将碳水化合物含量丰富的谷类等食物放到后面。此外，不要吃太多的甜食。但是，体重超标的孕妈妈千万不能用节食的方法控制体重，否则对孕妈妈和胎宝宝的健康都不利。

体重增长过慢要适当加餐

孕妈妈若体重不达标，各类营养素都要适当均衡地增加摄入量。如果孕妈妈食量较小，可以减少一些蔬果的摄入，用富含碳水化合物和蛋白质的食物补充。另外，要增加一些零食，坚果和牛奶都是不错的选择，还可以喝些孕妇奶粉。实在吃不下饭的孕妈妈，需要遵医嘱补充维生素、矿物质制剂等。但是，体重不达标的孕妈妈千万不要靠吃甜食来增重。

胎宝宝大脑发育迅速，孕妈妈多吃补脑食物

增加优质蛋白质，来点低脂牛奶、鸡蛋和豆腐

优质蛋白质是胎宝宝大脑发育必不可少的营养素，瘦肉、蛋类、低脂牛奶和大豆制品是优质蛋白质的绝好来源，不仅可以为人体提供优质蛋白质、磷脂、钙、锌等成分，还不会导致脂肪摄入过多的问题。

增加不饱和脂肪酸，多吃核桃等坚果

不饱和脂肪酸是大脑组成的重要营养成分，核桃、葵花子、南瓜子、松子、开心果、腰果等坚果中富含不饱和脂肪酸，孕妈妈可以适量食用。每天以 25~30 克为宜，也就是一个手掌心的量，进食过多容易导致肥胖。

鱼富含 ω –3 脂肪酸，能让宝宝更聪明

鱼肉中富含 ω –3 脂肪酸，能促进大脑发育，但是鉴于当前的水域污染问题，吃鱼也不要过量，可以每周吃 1~2 次，每次在 100 克以内就可以。吃鱼以清蒸、红烧、炖为主，不宜油炸，油炸不仅会导致脂肪含量高，还可能会使鱼的汞含量上升。

吃了未经煮熟的鱼可能会导致寄生虫或病菌感染，因此孕妈妈吃鱼一定要确保熟透，不宜吃生鱼片。

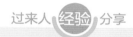

过来人 经验 分享

坚果除了直接吃，还可以煮粥、打豆浆

说到核桃，很多孕妈妈都是硬着头皮吃，其实可以不必这么为难，如果直接吃吃不下去，那就用来煮粥、煲汤、打豆浆，不仅能增加口感，还能摄入更全面的营养，一举两得。我怀孕的时候就特别爱喝豆浆，花生豆浆、核桃豆浆、绿豆核桃豆浆等，变着样喝。

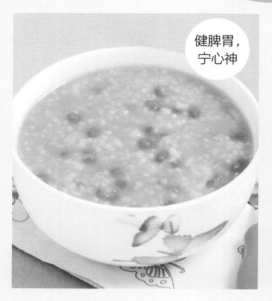

健脾胃，宁心神

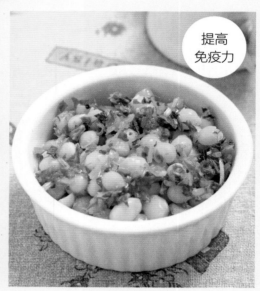

提高免疫力

小米红豆粥

材料 红豆、小米各 50 克，大米 30 克。

做法

① 红豆洗净，用清水泡 4 小时，再蒸 1 小时至红豆酥烂；小米、大米分别淘洗干净，大米用水浸泡 30 分钟。

② 锅置火上，倒入适量清水大火烧开，加小米和大米煮沸，转小火熬煮 25 分钟至粥稠。

③ 将酥烂的红豆倒入稠粥中煮沸，搅拌均匀即可。

功效 小米可养胃健脾，其所含的色氨酸、钙等物质可促进睡眠、镇静心神，与养心的红豆搭配，有安心宁神的作用。

香椿豆

材料 香椿芽 50 克，泡发黄豆 150 克。

调料 盐 3 克，醋 4 克。

做法

① 香椿芽冲洗干净，放入加盐的沸水中焯一下，捞出过凉，沥干水分。

② 将放凉的香椿芽切碎；将泡好的黄豆煮熟，凉凉，然后与香椿芽混合，加入盐、醋调味即可。

功效 黄豆可为孕妈妈提供膳食纤维、卵磷脂、钙、大豆异黄酮等成分，有润肠通便、提高免疫力、补钙的作用，还能促进胎宝宝的大脑发育。加入香椿芽，口感清香，促进食欲。

安全运动：
不当胖妈妈，就要多动动

运动准则

孕期饮食与运动是管理体重的两个重要手段，对于体重增长过快的孕妈妈来说，可适当提高运动量，通过运动消耗热量科学又合理，可以避免肥胖。

半蹲练习：
锻炼腿部肌肉，避免脂肪堆积

1 将两腿向左右方向大幅度分开，在这样的站立姿势下平伸双臂至肩部的高度。

2 保持双臂平举，让双腿的夹角接近90度，然后下坐2次，将力量集中到臀部，再向上提升2次。

平衡式瑜伽：低耗能，有助瘦身

1 右腿保持站立，左腿自膝盖处向后弯曲，上抬左脚跟贴靠到臀部。左手抓住左脚脚趾，再用手掌将左脚托住，这样可以使左脚跟触到臀部或靠近臀部。

2 向前伸直右臂，手掌并拢，自下而上慢慢抬起至头侧，保持手臂平直，掌面向前方。

3 保持身体平直，并保持右腿伸直，这样看起来，身体自上而下是在一条直线上的。

4 保持这个姿势10秒钟，抬起的手臂慢慢放下，手掌始终保持绷紧；然后放下左腿，落地。休息10秒钟，换另一条腿练习。做此运动时注意不要勉强，避免摔倒。

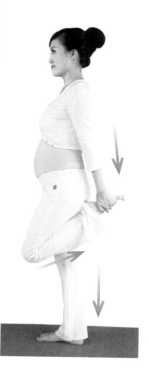
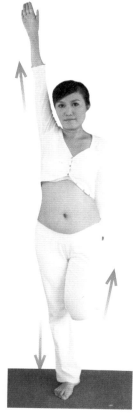

Part 3 怀孕第3个月 孕9～12周 即将告别早孕反应，体重逐渐增加

我怀孕的第三个月就长了4千克，这要算在整个孕期体重增长里吗？

马大夫答

当然要算在整个孕期体重增长中，不能抛开。而且4千克都是长在你身上，不是长在胎儿身上，你要做的是去看营养门诊，开出营养餐单，合理控制饮食和体重，别让后几个月体重飞速猛增。

孕期长胖点，生完孩子奶水就多吗？

马大夫答

孕期的营养是可以为产后泌乳做准备的，但是并不是孕期体重增长越多产后奶水就越多。产后的奶水受开奶时间、哺乳姿势和方法、饮食、心情以及个人体质的影响，并不取决于孕期长胖的程度。孕期要合理饮食，保持合理的体重增长，这样才能使乳汁中的营养均衡全面。

照B超会伤害胎宝宝吗？

马大夫答

B超对人体组织没有什么伤害，一般来说，如果不是频繁地、长期地做B超，就不会伤害胎宝宝。

孕期要注意补碘吗？

马大夫答

孕妈妈如果碘摄入不足，所生成的甲状腺素无法满足胎宝宝的需要，严重的会损害胎宝宝的神经系统。所以建议孕妈妈们食用加碘盐，同时每周吃1~2次海带等含碘高的海产品，但也不要过量食用，碘每天摄入230微克就够了。碘可耐受的最高摄入量为每天1000微克。建议孕妈妈定期做尿碘化验，尿碘含量为150~200微克/升为适量范围，一旦摄入不足要及时纠正。

Part

4

怀孕第 4 个月

—— 孕 13~16 周 ——

步入平稳的孕中期

孕妈妈和胎宝宝的变化

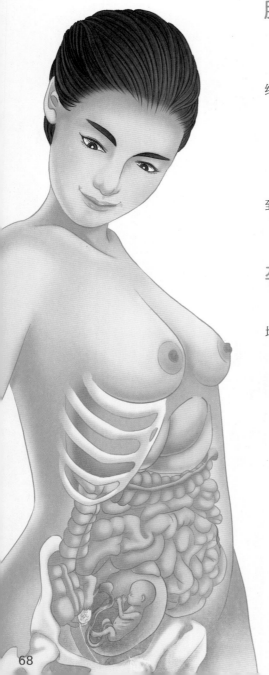

胎宝宝：能看出性别了

1.眼睛：眼睑长成，且覆盖在眼睛上。

2.毛发：脸上出现细小的绒毛，身体覆盖着细小松软的胎毛。

3.骨骼和肌肉：慢慢发达。

4.肾和输尿管：发育完成，开始有排泄现象。

5.四肢：胳膊和腿能做轻微活动了。

6.内脏：大致发育成形，通过多普勒可检测到胎心音了。

7.生殖器官：快速发育，能看出男孩女孩了。

孕妈妈：子宫增大

1.乳房明显胀大，乳晕颜色加深且直径有所增大。

2.下腹部微微隆起，腹围增加约 2 厘米。

3.子宫如小孩头般大小。

4.胎盘已形成，羊水快速增加。

子宫迅速增大，开始测宫高和腹围

宫高、腹围反映胎宝宝发育情况

孕妈妈的宫高、腹围与胎儿的大小关系非常密切。孕早期、孕中期时，每月的增长都有一定的标准，通常每周宫高生长 1 厘米。到孕晚期，通过测量宫高和腹围，来判断胎儿的体重。

所以，每次做产前检查时都要测量宫高和腹围，来评估胎儿的宫内发育情况。

宫高能说明什么

测量宫底高度时，如发现与妊娠周数不符，过大或过小都要寻找原因，如做 B 超等检查，确定有无畸形、死胎、羊水过多或过少等问题。

腹围能说明什么

测量腹围可以了解宫腔内的情况及子宫大小是否符合妊娠周数。正常单胎，因为每个孕妈妈高矮、胖瘦不同，测量宫高、腹围差别较大，所以胎儿生长情况只能以个体的监测数据变化来进行比较。

怎样测腹围

孕妈妈从孕 16 周开始，可以测量腹围了。测量时，取立位，以肚脐为准，水平绕腹一周，测得的数值就是腹围。

腹围的增长规律

孕妈妈整个孕期腹围的增长遵循着一定的规律。从孕 16 周开始测量，其增长规律是：孕 20~24 周时，腹围增长最快，每周可增长 1.6 厘米；孕 25~36 周时，腹围每周增长 0.8 厘米；孕 36 周以后，腹围增长速度减慢，每周增长 0.3 厘米。如果以妊娠 16 周测量的腹围为基数，到足月，平均增长值为 21 厘米。单纯腹围测量值并不能作为胎儿发育的指标，应该动态观察腹围增长情况。

只要医生没有额外提示或说明，即使腹围不按数值增长，孕妈妈也不必担忧和困扰。因为受胖瘦、进食情况等影响，每个孕妇的腹围增长情况并不完全相同。

怎样测宫高

　　孕妈妈的子宫底从耻骨联合处由下向上逐渐升高，到了这个月末，可能会达到耻骨与脐之间。一般来说，从孕 16 周可以测量子宫高度了。

　　从下腹耻骨联合处上方至子宫底间的长度即为宫高，它的增长规律是：孕 16~36 周时，宫高每周增长 0.8~1.0 厘米，平均增长 0.9 厘米，在 36 周时达到最高点；孕 37~40 周，宫高会恢复到孕 32 周的高度，因为随着预产期的临近，子宫会开始下降，胎儿的头部也已大部分降入骨盆。

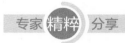
专家 精粹 分享

看到别人的肚子比你大，也不要着急

　　有的人显怀早，有可能是因为孕妈妈太瘦、腹部肌肉松弛、饮食过量、胃胀气、怀了双胎甚至多胎，除此之外还有一种可能，那就是算错日子了，总有迷糊的准爸妈会把怀孕的天数算错。

孕期的宫高变化

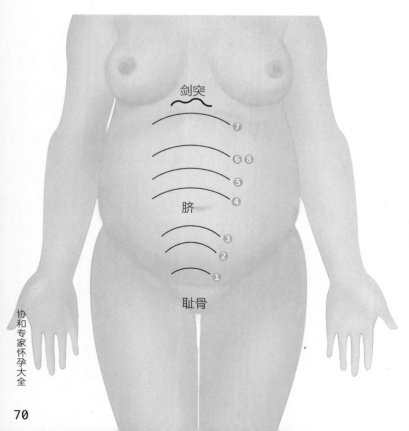

剑突

脐

耻骨

❶ 妊娠 12 周末：
　　在耻骨联合上 2~3 厘米
❷ 妊娠 16 周末：
　　在耻骨联合与肚脐之间
❸ 妊娠 20 周末：
　　在脐下 1~2 横指
❹ 妊娠 24 周末：
　　平脐或者脐上 1 横指
❺ 妊娠 28 周末：
　　在脐上 2~3 横指
❻ 妊娠 32 周末：
　　在肚脐与剑突之间
❼ 妊娠 36 周末：
　　在剑突下 2~3 横指
❽ 妊娠 40 周末：
　　下降至妊娠 32 周的高度

胎动：孕妈妈和胎宝宝最初的交流

扫一扫，听音频

孕 16~20 周可以感受到胎动

大多数孕妈妈在第 16~20 周会兴奋地感觉到胎动。对于初次怀孕的孕妈妈来说，她所感受到的胎动就是一种轻柔的敲击的感觉，又像是肚子里咕噜咕噜冒气泡。第一次胎动，往往是在不经意间悄然进行的，因为宝宝的动作是那么轻柔，又像是"肚子串气"，容易被孕妈妈忽视。不过，因为会紧跟着有第二下、第三下，孕妈妈就知道是宝宝在和自己交流了。这是母子间特有的沟通方式，孕妈妈不要忘了将初感胎动的时间记录在案哦！

二孩妈妈更容易感受到胎动

胎动现象其实早就产生了，据研究，胎儿在妊娠 8 周以后，至少 13 分钟就会有一次胎动，只是早期孕妈妈感受不到而已。二孩孕妈妈感受胎动的时间较早，一般在 16~18 周就能感到胎动，初次怀孕的孕妈妈一般会在 18~20 周感到胎动。

胎动是什么感觉

孕妈妈对胎动的感觉并不是一样的。有的孕妈妈感觉像鱼在水里游，有的感觉像鸟儿在飞，有的感觉像小猪一样在拱、像青蛙在跳，还有的感觉像血管在搏动。这些描述都是孕妈妈的主观感受，并不能说明胎儿是如何动的。

胎动最初少而轻微，17 周以后逐渐变频繁

刚开始感到胎动的时候，胎动是很轻微的，因为宝宝的运动量不是很大，动作也不激烈，没有经验的孕妈妈会忽略它。如果孕妈妈的胎动比较早，那么 17 周以后就应该能感觉到胎宝宝的胎动变得越来越有劲，也越来越频繁了。

15~20 周做唐氏筛查

什么是唐氏筛查

唐氏筛查一般是抽取孕妈妈 2~5 毫升的血液，检测血清中甲胎蛋白（AFP）和人绒毛膜促性腺激素（HCG）的浓度，还有游离雌三醇（uE3），结合孕妈妈的预产期、年龄、体重和采血时的孕周，计算出"唐氏儿"的危险系数。

怎样看懂唐氏筛查报告单

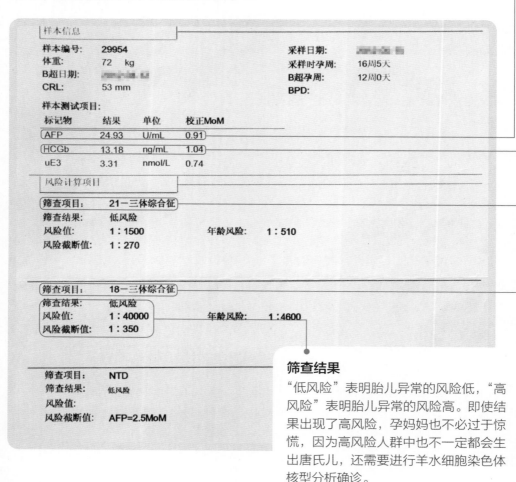

样本信息

样本编号：	29954		采样日期：	
体重：	72 kg		采样时孕周：	16周5天
B超日期：			B超孕周：	12周0天
CRL：	53 mm		BPD：	

样本测试项目：

标记物	结果	单位	校正MoM
AFP	24.93	U/mL	0.91
HCGb	13.18	ng/mL	1.04
uE3	3.31	nmol/L	0.74

风险计算项目

筛查项目：	21—三体综合征		
筛查结果：	低风险		
风险值：	1：1500	年龄风险：	1：510
风险截断值：	1：270		

筛查项目：	18—三体综合征		
筛查结果：	低风险		
风险值：	1：40000	年龄风险：	1：4600
风险截断值：	1：350		

筛查项目：	NTD	
筛查结果：	低风险	
风险值：		
风险截断值：	AFP=2.5MoM	

筛查结果

"低风险"表明胎儿异常的风险低，"高风险"表明胎儿异常的风险高。即使结果出现了高风险，孕妈妈也不必过于惊慌，因为高风险人群中也不一定都会生出唐氏儿，还需要进行羊水细胞染色体核型分析确诊。

AFP

女性怀孕后胚胎干细胞产生的一种特殊蛋白，作用是维持正常妊娠，保护胎宝宝不受母体排斥，起到保胎作用。这种物质在怀孕第6周就出现了，随着胎龄增长，孕妈妈血中的AFP含量越来越多。胎宝宝出生后，妈妈血中的AFP含量会逐渐下降至孕前水平。

HCG

即人绒毛膜促性腺激素，医生会结合这些数据以及孕妈妈的年龄、体重及孕周等，计算出胎宝宝患唐氏综合征的危险度。

21- 三体综合征

风险截断值为1：270。此项检查结果为1：1500，远低于风险截断值，表明患唐氏综合征的概率很低。

18- 三体综合征

风险截断值为1：350。此项检查结果为1：40000，远低于风险截断值，表明患唐氏综合征的概率很低。

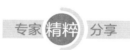

专家 精粹 分享

高龄孕妈妈应直接做羊水穿刺

医学上将分娩年龄在35岁及35岁以上的孕妇称为高龄孕妇，高龄孕妇怀有染色体异常胎儿的概率大大增加，属高危人群，普通产检做的唐氏筛查只是筛查实验，并且有一定的假阴性率。而羊水穿刺可以收集到胎儿脱落细胞，通过培养进行染色体数目及形态鉴定，所以大部分产科医生会建议高龄孕妇直接做羊水穿刺检查进行胎儿染色体疾病的确诊。

高危就意味着唐氏儿吗

唐氏筛查是根据母血指标来推测胎儿情况，母血中的生化指标会受到很多因素干扰，这些因素使得唐氏筛查的结果不可能很精确。高危也并不一定就会生出唐氏儿，当然，并非中度风险和低风险的孕妇就不会生出唐氏儿。但从筛查数据看，大多数唐氏儿是在唐氏筛查判定为高风险的孕妇中诊断出来的。

如果唐筛结果诊断为高危，高风险孕妇还需要做羊水穿刺，以确认胎儿是否是唐氏儿。

唐筛最好在什么时候做

唐筛检查是在孕 15 周到孕 20 周 +6 天（即孕 20 周零 6 天）之间进行，只有在准确的孕周进行检查才能起到筛查的作用。考虑到后续的进一步检查，比如无创基因筛查、羊水穿刺等产前诊断，建议在孕 15~16 周进行为好。

错过 15~20 周需直接做羊水穿刺

一般 35 岁以内的孕妈妈做唐氏筛查最佳的检测时间是孕 15~20 周，因为无论是提前或是错后，都会影响唐氏筛查结果的准确性。错过这段时间可能需要直接做羊水穿刺（又叫"羊膜腔穿刺"）。如果在筛查的过程当中，医院的报告确定是高危的情况，医生也会建议做羊水穿刺。

唐筛高风险怎么办

筛查与诊断不同，不具有重复性，因此不建议唐筛高风险的孕妇重复进行筛查检测，要想知道胎儿是否真的患有该病，应当进行产前诊断。目前常用于诊断胎儿染色体异常的诊断方法包括羊水穿刺、无创 DNA 产前检测（无创基因筛查）。和筛查一样，进行产前诊断是完全自愿的。但是，如果筛查"高风险"而不做诊断，将无法判断胎儿是否患病。

辟谣小分队

通过唐筛结果能看性别

唐氏筛查的检查目的是为了排除"唐氏儿"的风险，跟鉴别胎儿性别没有任何关联。

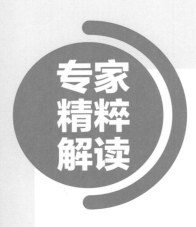

唐筛高危，
需进一步做羊水穿刺

扫一扫，听音频

羊水穿刺是一种什么样的检查

羊水穿刺，即羊膜腔穿刺检查，是常见的侵入性产前诊断技术。胎儿染色体异常，如果不伴有结构异常的时候，B超就检查不出来，而通过羊水穿刺获取胎儿细胞，然后进行胎儿染色体核型分析，可以诊断胎儿染色体疾病，比如唐氏综合征。

羊水穿刺怎么做

羊水穿刺是在B超的引导下，将一根细长针通过孕妈妈的肚皮，经过子宫壁进入羊水腔，抽取羊水进行分析检验。羊水中会有胎儿掉落的细胞，通过对这些细胞的检验分析，可以确认胎儿的染色体细胞组成是否有问题。羊水穿刺主要是诊断唐氏综合征，而一些基因疾病也能通过羊水穿刺得到诊断，如乙型海洋性贫血、血友病等。

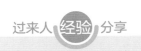

快速羊穿检查更快捷

还有一种检查FISH（也称为快速羊穿检查），所检查的染色体为13、18、21、X、Y数目，7个工作日左右出结果，总计费用3800元左右，纯自费。

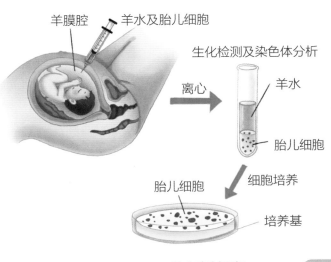

羊膜腔　　羊水及胎儿细胞

生化检测及染色体分析

离心

羊水

胎儿细胞

细胞培养

胎儿细胞

培养基

羊水穿刺图解

羊水穿刺容易引起流产吗

羊水穿刺虽然是侵入性检查，但穿刺过程全部由超声波监控，一般情况对胎儿不会造成伤害，只会稍微提高流产概率，约为0.3%。怀孕4个月时，羊水量至少会有400毫升以上，而羊水穿刺时只抽走20毫升左右，胎儿之后又会再制造，所以危险度非常低。

羊水穿刺的最佳时间是孕18~22周

羊水穿刺的最佳时间是孕18~22周，报告结果约在2个月以后才可获得。如果周数太小进行羊水穿刺，此时羊水较少，会增加风险；如果超过23周进行穿刺，检验结果出来时胎儿已经过大，此时中止妊娠也会有很大的风险。

做完羊水穿刺手术后需要注意什么

羊水穿刺后，当天不要洗澡，在扎针的地方可能会有痛感，也有人可能会有少许阴道出血或分泌物增加。不过只要稍微休息几天，症状就会消失，不需要服用任何药物。但要注意，如果疼痛剧烈或发热，就要赶快就医。

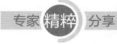
专家 精粹 分享

羊水穿刺与无创DNA检测，如何选择

● 羊水穿刺的优缺点：

1. 羊水穿刺是有创检查，需要在肚子上扎一针，抽取宝宝的羊水检测，能一次检测全部46条染色体，检查结果提示风险高低。

2. 目前羊水穿刺的技术很成熟，但也有一定的危险性，有造成流产的可能。

3. 费用在1000元以内。

● 无创DNA检测的优缺点：

1. 无创DNA是抽血检测，没有危险性。

2. 无创DNA检测不像羊水穿刺能筛查所有的染色体，它主要筛查21，18，13-三体疾病。如果怀疑其他染色体有问题，需要通过羊水穿刺再次确认。也就是说无创DNA检测在某种程度上是取代不了羊水穿刺的。

3. 费用在2300左右，约2周出结果。

另外需要特别说明的是，以下孕妇不宜做无创DNA检测：有直接产前诊断指征的孕妇；双胎或多胎孕妇；有明确染色体结构异常的孕妇；胎儿怀疑有微小缺失综合征或其他染色体异常的孕妇。

对于一些唐氏高危人群，该做无创还是做羊水穿刺，需要综合考虑。

饮食指南：
孕妈妈胃口好起来，多吃有益食物

每天增加 300 千卡热量

为了胎宝宝的成长，孕妈妈需适当增加热量。中国营养学会推荐孕妈妈在孕中期每天宜增加 300 千卡的热量。300 千卡只需比平时每天多吃以下食物：

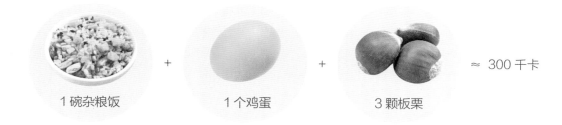

1 碗杂粮饭　　　　　1 个鸡蛋　　　　　3 颗板栗　　≈ 300 千卡

胎儿甲状腺开始发育，适量吃些海产品补碘

在怀孕第 14 周左右，胎宝宝的甲状腺开始发育。而甲状腺需要碘才能发挥正常的作用。孕妈妈如果摄入碘不足的话，胎宝宝出生后甲状腺功能低下，会影响中枢神经系统，特别是大脑的发育。

孕妈妈每天宜摄入 230 微克碘。鱼类、贝类和海藻类等海产品是含碘比较丰富的食物，孕妈妈适宜多食。一般孕妈妈只要坚持食用碘盐，同时每周吃 1~2 次海带、紫菜、虾等海产品，就基本能保证足够的碘摄入了。

缺碘、碘补过了都不好，一般来说，如果孕妈妈不缺碘，就不用特别补。

多吃深色水果，摄取植物化学物

水果具有低脂肪、高膳食纤维、高维生素和矿物质的特点，孕妈妈经常吃水果有益于预防孕期慢性疾病。深色水果含有更多的植物化学物，如花青素、番茄红素等，可以减轻孕期妊娠斑，是孕妈妈的聪明选择。常见的深色水果有葡萄、桑葚、草莓、芒果等。

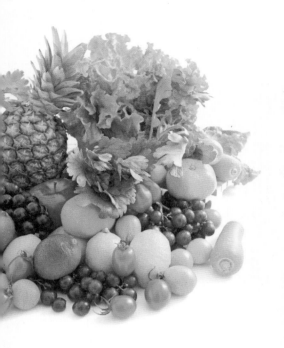

多吃富含维生素C的食物，预防妊娠纹

妊娠纹通常是怀孕4个月之后逐渐出现的，在孕妈妈的脐下、耻骨部位、大腿内侧、腰两侧以及下腹两侧出现。所以想要预防妊娠纹，孕妈妈一定要把握先机，在孕中期就开始预防。

维生素C能增加细胞膜的通透性和皮肤的新陈代谢功能，淡化并减轻妊娠纹，因此孕妈妈可以多吃富含维生素C的食物，如猕猴桃、鲜枣、橘子、胡萝卜、青椒等。

从现在开始少吃盐，避免中晚期水肿

正常人每天的食盐建议摄入量是6克，孕妈妈可以在此基础上降低到5克，而对于孕前就有高血压的孕妈妈来说，更要减少食盐用量。减少吃盐不仅要控制饮食中的烹调用盐，还应留意一些食物中的隐形盐，如腌制食品、酱油、蛋糕等，盐含量也不低。

少吃甜食，避免肥胖和妊娠糖尿病

这个月大多数孕妈妈的胃口好了，再加上经常感到饿，所以可能会买一些零食，如蛋糕、面包、甜饮料。这些食物不仅含有反式脂肪酸和食品添加剂，而且含糖量很高，吃多了不仅容易造成肥胖，还易升高血糖，增加妊娠糖尿病的发病率。

孕妈妈要适时补水

孕期要多喝水，除了水果、饭菜里的水分外，还需要喝1500毫升水（7~8杯）。这么多的水怎么喝呢？起床后可空腹喝一杯温开水，能补充睡眠中丢失的水分，润肠通便；日间活动时可每隔1~2小时喝一次水。要养成主动喝水的习惯，千万不要等到口渴才喝水，如果渴了才想着喝水，其实已经是轻度脱水状态了。

孕中期，增加蛋白质的摄入量

孕妈妈体内缺乏蛋白质有哪些危害

孕妈妈体内如果长期缺乏蛋白质，就无法适应子宫、胎盘、乳腺组织的变化，尤其是在孕晚期，会因血浆蛋白降低而引起水肿，并且会造成胎宝宝生长发育迟缓，出生体重过轻，甚至影响其智力发育。

孕期每天需要多少蛋白质

中国营养学会推荐蛋白质供能应占到总热量的 10%~15%，孕妇应适当增加。孕早期蛋白质每日需要量为 55 克；孕中期为 70 克；孕晚期是胎宝宝大脑发育最快的时期，蛋白质达到 85 克为宜。当然，由于身高体重的差异，每个孕妈妈的蛋白质需求量并不完全相同。

优质蛋白质的食物来源

动物性食物中的肉、禽、鱼、蛋、奶及奶制品都是蛋白质的良好来源，能提供人体必需的氨基酸。乳制品应优先选择酸奶，这里所说的酸奶是指原味酸奶，而不是市面上的酸奶饮料；其次考虑鲜奶。孕妈妈还可以适当选用孕妇奶粉。

植物性食物中的豆类、坚果、谷类等也含有蛋白质，其中大豆及其制品中的蛋白质可提供人体所需的必需氨基酸。将豆类和谷类混合食用，比如馒头配豆浆，它们的蛋白质营养几乎和牛肉相当。

每天吃多少食物能达到蛋白质需求量

一般来说，孕中期每天吃 2 份动物蛋白、1 份植物蛋白，即可满足蛋白质需要。

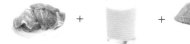 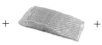   ≈ 一天蛋白质需求量

75 克猪里脊　　200 克牛奶　　100 克三文鱼　　100 克豆腐　　300 克五谷杂粮

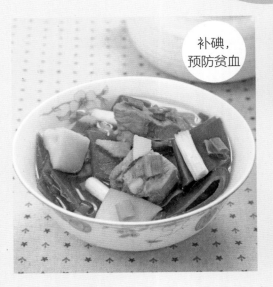

补碘，
预防贫血

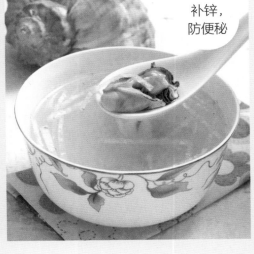

补锌，
防便秘

海带排骨汤

材料 猪排骨 400 克，水发海带 150 克，
莲藕 100 克。

调料 葱段 30 克，姜片 15 克，盐 3 克，
料酒、香油各适量。

做法

❶ 海带洗净，蒸约半小时，取出，切成长方
块；排骨洗净，横剁成段，焯水后捞出，
用温水洗净；莲藕去皮，洗净，切块。

❷ 在锅内加入适量清水，放入排骨段、莲
藕块、葱段、姜片、料酒，用大火烧
沸，撇去浮沫，转中火焖烧约 50 分
钟，倒入海带块，再用大火烧沸 10 分
钟，加盐调味，淋入香油即可。

功效 海带中含有较多的碘，有利于宝宝
的智力发育；猪排骨中的铁含量较高，可
以帮助孕妈妈预防缺铁性贫血。

牡蛎萝卜丝汤

材料 白萝卜 200 克，牡蛎肉 50 克。

调料 葱丝、姜丝各 10 克，盐 2 克，香
油少许。

做法

❶ 白萝卜去根须，洗净，去皮，切丝；牡
蛎肉洗净泥沙。

❷ 锅置火上，加适量清水烧沸，倒入白萝
卜丝煮至九成熟，放入牡蛎肉、葱丝、
姜丝煮至白萝卜丝熟透，用盐调味，淋
上香油即可。

功效 牡蛎中的锌含量高，锌可以促进胎
宝宝生长和大脑发育，还可以防止孕妈妈
倦怠；白萝卜中的芥子油和膳食纤维能够
促进胃肠蠕动，润肠通便，改善孕期便秘
症状。

安全运动：逐渐增加运动量

运动准则

1. 随着胎宝宝的长大，他在子宫里更加稳定了，此时孕妈妈如果没有不舒服的话，可以适当增加运动量。
2. 不要在太热或太冷的环境下进行运动，因为孕妇体温过高或过低，都会影响胎儿发育。

做做有氧操

孕妈妈多呼吸呼吸新鲜空气，能一扫烦躁的情绪，也能使腹中胎宝宝的大脑得到更好的发育。建议孕妈妈多做做有氧操。

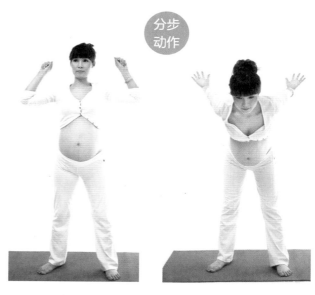

分步动作

1 双臂上抬至肩膀，上身朝左右转动。

2 手臂向后伸展，上身弯曲与地面平行，抬起头。

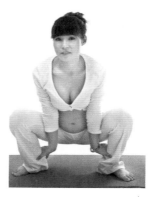

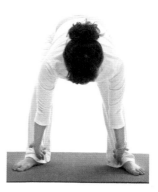

3 双脚用力分开，蹲下，双手抓住跟腱处。

4 两脚分开，膝盖伸直，双手抓住两脚踝。

很多孕妈妈 3 个月以后就不吐了，为什么我反而吐得更厉害了？

马大夫答

孕妈妈在怀孕的早期会出现如食欲缺乏、呕吐等早孕反应，这是孕妈妈特有的正常生理反应，通常会在孕 12 周左右自行缓解。但也有的孕妈妈会出现孕吐提前开始、迟迟不缓解的情况，如果呕吐不是特别严重，都是正常的。每个人体内的激素水平不一样，所以孕吐时间及严重程度也不一样。如果呕吐、恶心严重，建议到医院检查，排除是否有其他病理情况。

宫底高度与预测的孕龄不符怎么办？

马大夫答

在做产前检查时，医生会根据标准值，结合你的实际情况，判断是异常情况还是个体差异。如果你的宫底高度与预测的孕龄不符，主要是监测自身的变化，只要宫高随着孕周增长逐渐增高，胎儿大小合适，就没有问题。医生若没有建议你做进一步的检查，就不用担心。

4 个月以后可以有性生活吗？

马大夫答

孕中期是可以有性生活的，但建议不要过频，以一周 1 次为宜。此外，我们建议性生活采用男方在后，女方在前，从后面进入，相当于搂抱式，这样一方面不会进入太深，另一方面对孕妈妈腹部的压迫也会小点。孕晚期的性生活更要节制，临产前 1 个月要禁止性生活。

怀孕以后肤色变深了是怎么回事儿？

马大夫答

很多孕妈妈会发现自己的肤色在孕期变得越来越深，尤其是乳头、乳晕及外生殖器等部位，原本就已经存在的痣和雀斑，在孕期会变得更加明显。孕妈妈不用担心，因为胎儿出生以后，这些色素沉着就会逐渐淡化直至消失，但有些并不会完全消失，而是会变浅。

Part

5

怀孕第 5 个月

—— 孕 17~20 周 ——

胎动更明显，
听听胎心音

孕妈妈和胎宝宝的变化

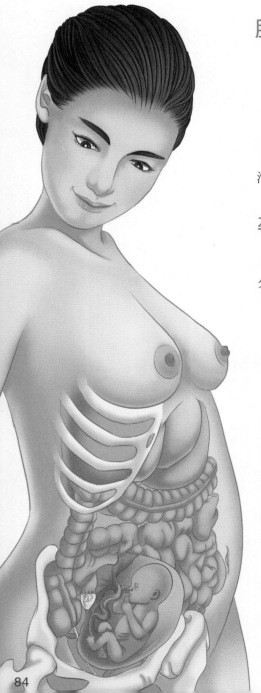

胎宝宝：长头发了

1. 大脑：仍在发育着。
2. 头发：长了一层细细的异于胎毛的头发。
3. 眉毛：开始形成。
4. 胎盘：直径有所增加。
5. 四肢：骨骼和肌肉发达，胳膊和腿不停地活动着。

孕妈妈：肚子很明显了

1. 乳房不断增大，乳晕颜色继续加深。乳房分泌浅黄色液体，为哺乳做准备。
2. 臀部更加丰满，外阴颜色加深。
3. 子宫如成人头部大小，下腹部明显隆起。
4. 子宫底的高度约与肚脐平。

听听美妙的心跳声

扫一扫，听音频

胎心位置的变化

胎儿小于 5 个月时，听胎心的位置通常在脐下，腹中线的两侧。怀孕 6 个月左右，在脐下正中线附近就可以听到。以后随着胎儿的生长及胎位不同，胎心的位置也会有变化。因胎心音多自胎背传出，在胎背近肩胛处听得最清楚，所以头位胎头可在下腹两侧听，臀位胎头可在上腹两侧听，横侧位可在脐上或脐下腹中线处听。

胎儿 6~8 个月时，随着胎儿的长大，胎心的位置也会上移。由于胎动通常是胎儿手脚在动，所以右侧感到胎动频繁时，胎心一般在左侧；左侧感到胎动时，胎心一般在右侧。头位和臀位也会影响胎心的位置，头位时胎心在脐下，臀位时胎心在脐上。

正常的胎心率是多少

正常胎心率在 120~160 次 / 分，有时还要快些，也不太规律，到怀孕末期就规律多了。有时会有短暂的停跳，或速度达到 180 次 / 分，均属于正常现象。如果胎心率维持在 <120 次 / 分或 >160 次 / 分时，可间隔 10~20 分钟重复听一次。但若频繁、长期出现这种现象，应及时就诊。

胎心跳动超过 160 是女孩，胎心跳动低于 120 是男孩

胎心是胎宝宝的心跳，一般正常的胎心率为 120~160 次 / 分。

如果超出这个范畴，都提示胎儿有可能异常，跟性别没有关系。

听胎心要注意什么

在监测胎心前，应保持良好的心态和轻松的心情，避免大喜大悲等情绪波动，还要少喝咖啡和浓茶，少吃辣椒、咖喱等刺激性食物。此外，孕妈妈如果存在甲状腺功能亢进，因为本身的心率很快，所以胎宝宝的心率也常常会超过 160 次 / 分。

胎动变得频繁了

什么情况下胎动比较明显

1. 对着肚子说话时。准爸爸和孕妈妈在和胎宝宝交流时，他会用胎动的方式做出回应。

2. 听音乐时。胎宝宝听到音乐时，会变得喜欢动，这是他在传达情绪呢。

3. 吃饭以后。饭后孕妈妈体内的血糖含量增加，胎宝宝也"吃饱喝足"了，更有力气了，所以胎动会更频繁。

4. 晚上睡前。胎宝宝在晚上比较有精神，孕妈妈在这个时候也能静下心来感受胎宝宝的胎动，所以会觉得胎动比较频繁、明显。

不同孕期的胎动变化

月份	胎动情况	孕妈妈的感觉	位置	胎动描述
孕5月	小，动作不激烈	细微动作，不明显	肚脐下方	像鱼在游泳，或是咕噜咕噜吐泡泡
孕6月	大，动作激烈	非常明显	靠近脐部，向两侧扩大	此时胎宝宝能在羊水中自由活动，感觉像在伸拳、踢腿、翻滚
孕7月	大，动作激烈	很明显，还可以看出胎动	靠近胃部，向两侧扩大	子宫空间大，胎宝宝活动强度大，动的时候可以看到肚皮一鼓一鼓的
孕8月	大，动作激烈	疼痛	靠近胸部	这是胎动最敏感、最强烈的时期，有时会让孕妈妈有微微痛感
孕9月	大，动作激烈	明显	遍布整个腹部	手脚的活动增多，有时手或脚运动会使孕妈妈肚皮突然凸起
孕10月	小，动作不太激烈	明显	遍布整个腹部	胎宝宝几乎撑满整个子宫，宫内活动空间变小，胎动减少

监测血压的关键期

孕 20 周以后应密切监测血压变化

正常情况下，本月孕妇的血压较为平稳。孕 20 周是监测血压的关键时期。孕妈妈在孕 20 周以前出现高血压，多是原发性高血压；如果 20 周以前血压正常，20 周以后出现高血压，并伴有蛋白尿及水肿，称为妊娠高血压综合征（简称妊高征）。

正常的血压值应该是多少

医生或护士会在每次产检时用血压计测量并记录你的血压。目前，不少医院都使用电子血压计。血压计上会显示两个读数，一个是收缩压，是在心脏跳动时记录的读数；另一个是舒张压，是在两次心跳之间"休息"时记录的读数。因此，你的血压是由两个数字组成的，如 130/90mmHg（毫米汞柱）。

医生比较感兴趣的是舒张压的读数，就是第二个比较小的数字。总体来说，健康年轻女性的平均血压范围是 110/70~120/80mmHg。如果你的血压在一周之内至少有 2 次高于 140/90mmHg，而你平常的血压都很正常，那么医生会多次为你测量血压，以判断你是否患有妊娠高血压。

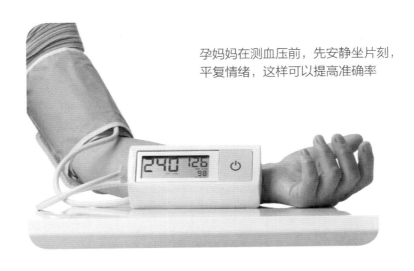

孕妈妈在测血压前，先安静坐片刻，平复情绪，这样可以提高准确率

血压测量连续几次居高不下，要引起重视

当血压读数高于你的正常水平，并且连续几次居高不下时，就会引起医生的关注。如果你的血压开始升高了，那你的尿常规检测结果对于接下来的诊断就至关重要了。

如果你的尿液中没有出现蛋白，被诊断为妊娠高血压的概率很高；如果你的尿液中有蛋白，你可能处于子痫前期的早期阶段，因此，就需要更频繁地做产前检查。

哪些人要格外警惕妊娠高血压

1. 初产妇。

2. 孕妈妈年龄小于 18 岁或大于 40 岁。

3. 多胎妊娠。

4. 有妊娠高血压病史及家族史。

5. 患原发性高血压。

6. 患慢性肾炎、糖尿病等疾病。

7. 营养不良及低社会经济状况。

8. 患红斑狼疮等自身免疫性疾病。

怎样预防妊娠高血压

1. 定期检查，测血压、查尿蛋白、测体重。

2. 保证足够的休息，保持好心情。

3. 控制体重，确保体重合理增长，孕期体重增长过快会增加妊娠高血压发病率。

4. 饮食不要过咸，保证蛋白质和维生素的摄入。

5. 及时纠正异常情况，血压偏高时要在医生指导下服药。

6. 曾患有肾炎、高血压等疾病以及上次怀孕有过妊娠高血压综合征的孕妈妈，要重点监护。

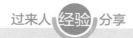

过来人经验分享

测量一次血压偏高，不能说明什么

一起做产检的小姑娘，到医院就紧张，心跳加速，测量的血压比较高，但是每次自己量，血压又都是很正常的。其实，去医院没必要这么紧张，放松心态，很多检查都会很顺利的。

医生也说了，测量一次血压偏高，不能说明什么，可能是紧张，也可能是在医院楼上楼下跑着做各项检查，歇 10~15 分钟再进行测量，数值会好很多。

协和专家怀孕大全

关注睡眠姿势

孕妈妈应该从什么时候开始注意睡姿

睡眠姿势对胎宝宝和孕妈妈的影响，来源于子宫对腹主动脉、下腔静脉、输尿管的压迫，而增大的子宫才会有这样的影响。到了妊娠 5 个月以后，子宫会迅速增大，此时睡姿容易对孕妈妈和胎宝宝产生一定影响，孕妈妈从这时起就要注意睡姿了。

孕妈妈左侧卧位有什么好处

当孕妈妈采取左侧卧位时，右旋的子宫得到缓解，减少了增大的子宫对腹主动脉及下腔静脉和输尿管的压迫，同时增加了子宫胎盘血流的灌注量和肾血流量，使回心血量和各器官的血液供应量增加，有利于减少妊娠高血压的发生，减轻水钠潴留和水肿。

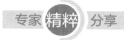
专家 精粹 分享

不必苛求整夜都保持左侧卧位

1. 躺下休息时，尽量采取左侧卧位，这样能减少子宫对腹主动脉、下腔静脉和输尿管的压迫，增加胎盘血流的灌注量和肾血流量，减轻或预防妊娠高血压。

2. 半夜醒来时发现自己没有采取左侧卧位，就改为左侧卧位，如果感觉不舒服，就采取让自己舒服的体位。胎宝宝有自我保护能力，如果他感觉不舒服时，就会让你醒来或者在睡梦中采取舒服的体位。

3. 孕妈妈要相信身体的自我保护能力，如果仰卧位压迫了动脉，回心血量减少导致血供不足，即使在睡眠中也会自我改变体位。切记，感到舒服的睡眠姿势就是最好的姿势。

4. 定时排便，改善便秘。定时排便可以给增大的子宫腾出更多的空间，减少子宫右旋的程度。

5. 不要长时间站立、行走或静坐；坐着时，不要靠在向后倾斜的沙发背或椅背上，最好坐直身体（坐直身体可以减少主动脉的压力）。长时间站立和行走，会影响下腔静脉和腹主动脉的血液循环。

饮食指南：
在均衡的前提下侧重补充

控制热量摄入，避免体重增长过快

大多数孕妈妈胃口会突然变大，不要因为胃口开了，饮食就毫无顾忌了，不能过量进食，特别是高糖、高脂食物。如果此时饮食不加限制，会使胎儿生长过大，给以后的分娩带来一定困难。

孕中期，热量摄取仅比孕前多了 300 千卡（约为 1 碗米饭的热量），其他食物比如鸡蛋、肉类、豆制品等，每天比之前多吃 50~100 克即可。

摄入充足的蔬菜和水果

蔬菜和水果中含有人体必需的多种维生素和矿物质，它们可以提高机体的抵抗力，帮助孕妈妈加速新陈代谢，还有解毒利尿的作用，因此孕妈妈应每天进食充足的蔬菜和水果。但水果最好选择低糖的，如柚子、梨等。

适当增加维生素 A 的摄入

维生素 A 与感受光线明暗强度的视紫红素的形成有着密切关系，对胎宝宝的视力发育起着至关重要的作用。在胎宝宝的成长过程中，维生素 A 还有许多其他的重要作用，比如促进器官发育、提高抵抗力等。中国营养学会推荐孕早期每天宜摄入700 微克的维生素 A，孕中期和孕晚期每天摄入 770 微克，所以这个月要适量增加维生素 A 的摄入量。动物性食物如动物肝脏、肉类等，不但维生素 A 含量丰富，而且其中的维生素 A 能直接被人体吸收，是维生素 A 的良好来源。

继续保持清淡饮食，减少盐分摄入

孕妈妈要吃比较清淡的食物，不要多吃过咸的食物。吃盐过多不仅会加重水肿症状，而且容易导致妊娠高血压。中国营养学会推荐孕妇每天食盐量为 5 克。

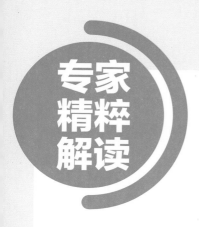

补钙和维生素 D，防止腿抽筋

扫一扫，听音频

孕妈妈的钙，一人补两人用，每天宜摄入 1000 毫克钙

孕妈妈在孕早期的钙需求量与孕前基本相同，为每天 800 毫克，因此每天喝 250 毫升的鲜奶或酸奶加上正常的饮食，就可以满足孕妈妈每天的钙需求量了。到了孕中期，胎宝宝快速成长，孕妈妈对钙的需求量也要把宝宝的那份算进来了，中国营养学会建议孕中期每天补充 1000 毫克的钙。所以此时每天除了喝 250 毫升鲜奶或酸奶补钙外，还可以适量摄入豆制品、坚果等，必要时可用补充剂来补钙。

出现哪些情况表明严重缺钙

在孕中期，如果孕妈妈已经补充了复合营养素片，没有出现任何不适症状，就不需要单独补钙。但是，如果出现了小腿抽筋、牙齿松动、妊娠高血压综合征、关节疼痛、骨盆疼痛等症状，就需要有针对性地补钙了。

钙和维生素 D 一定要同补

维生素 D 是一种脂溶性维生素。维生素 D 可以全面调节钙代谢，增加钙在小肠的吸收，维持血中钙和磷的正常浓度，促使骨和软骨正常钙化。钙和维生素 D 同补，补钙效果加倍。

补钙不宜过量

凡事过犹不及，补钙如果过量，也会对孕妈妈和胎宝宝造成危害。研究表明，补钙过多，可能会导致机体对其他矿物质，如铁、磷、镁等的吸收利用率减少。

孕妈妈如果在服食钙片的同时，还在喝孕妇奶粉和牛奶，最好计算一下每天摄入的钙的总量，以控制在合理范围内。

适合孕妈妈的高钙食物有哪些

孕妈妈通过食物补钙，以乳类及乳制品为好，虽然乳类的含钙量不是最高的，但是其吸收率是最好的。另外，水产品中的虾皮、海带含钙量也较高。坚果、豆类及豆制品、绿叶蔬菜含钙也较多，它们都是补钙的良好来源。

妊娠糖尿病患者要选低脂、脱脂奶

妊娠糖尿病患者每天可适量饮用牛奶。普通的牛奶含有一定的糖分，妊娠糖尿病患者不宜食用过多。推荐孕妈妈喝低脂、脱脂奶，更有利于控制体重，调节糖代谢。

乳糖不耐受的孕妈妈可以通过酸奶补钙

一些人饮用牛奶之后会出现腹胀、腹痛、腹泻等症状，这些症状被称为"乳糖不耐症"。对于乳糖不耐受的孕妈妈来说，可以用酸奶代替牛奶来补钙。

喝豆浆，就不用再喝牛奶了，一样能补钙

豆浆的含钙量远不及牛奶。所以孕妈妈不能用豆浆代替牛奶来补钙。豆浆更重要的作用是补充人体所需的其他营养物质，如大豆异黄酮、维生素D等，这些物质能够更好地促进钙的吸收。

孕妈妈在保证每天摄入的基础奶量不变的前提下，可以每天喝一杯豆浆，但决不是用豆浆替代牛奶来补钙。

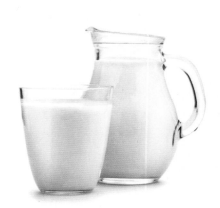

酸奶是在牛奶中加入一定量的乳酸菌发酵后制成的，发酵过程使得原奶中的部分乳糖被分解，蛋白质和脂肪也更有利于胃肠的消化吸收。所以，酸奶是乳糖不耐受人群的良好选择。此外，酸奶最好选择无糖的原味酸奶，以避免血糖升高。

补钙的时候要避开这些食物

在补钙的时候，要避免摄入含草酸、植酸、磷酸、脂肪酸等物质的食物，因为这些物质会影响钙的吸收，尤其是含磷酸的碳酸饮料、可乐、咖啡等。

为了更好地促进钙质的吸收，可以将富含草酸和植酸的绿叶蔬菜用沸水焯一下之后再吃。

补钙与补铁不要同时进行

孕妈妈在吃富含铁的食品或服用铁剂时，不要同时服用钙剂或者含钙的抗酸剂。这是因为钙会影响身体对铁的吸收。在服用铁剂后也不要马上喝牛奶，否则牛奶中的钙会阻止铁的吸收。

服用钙片不宜空腹

由于胃酸可以解离食物中的钙和各种钙剂中的钙，所以钙不能空腹吃。晚饭后半小时是最佳的补钙时间，因为钙质容易与食物中油类结合形成皂钙，会导致便秘；跟草酸结合形成草酸钙，容易形成结石。所以最好是晚饭半小时后再喝牛奶或者吃钙片。

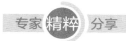
专家 精粹 分享

孕期补钙可以通过食物 + 钙剂的方式

从孕中期开始，胎儿进入了快速发育的时期，必须补充足够的钙质来保证四肢、脊柱、颅骨和牙齿等部位的骨化。中国营养学会推荐孕妈妈在孕中期每天摄入1000毫克的钙。喝牛奶是孕妈妈补钙的聪明选择。孕妈妈如果在孕中期不能保证每天摄入 500 毫升牛奶（或含有等量钙质的奶制品），就需要补充一定量的钙剂。

但现在市场上一些钙剂中含有对孕妈妈身体有害的元素，如镉、铋、铅等，长期服用可能导致重金属中毒，因此建议孕妈妈买质量有保障的钙剂。

补钙
补碘

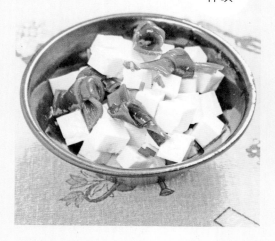

补钙，
健脑

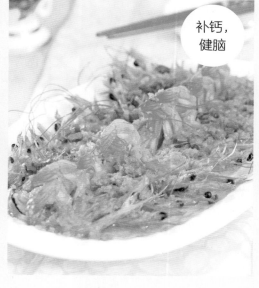

海带结烧豆腐

材料 海带结 150 克，豆腐 400 克。
调料 姜丝、盐、生抽各 4 克，葱花 10 克。
做法

① 海带结泡洗干净；豆腐洗净，切小块；把豆腐块和海带结放入沸水中焯一下。

② 油锅烧热，爆香姜丝和葱花，放入海带结、豆腐块，加少量水、剩余调料，焖煮熟即可。

功效 海带中含有较多的碘，可以促进胎宝宝甲状腺发育；豆腐中钙含量较高，可以促进胎宝宝骨骼发育。

蒜蓉开边虾

材料 基围虾 200 克，蒜蓉 30 克。
调料 葱花、盐各 3 克，香油适量。
做法

① 基围虾剪去虾须，挑去虾线，洗净。

② 取盘，将收拾干净的基围虾整齐地平铺在盘内，均匀地撒上盐和蒜蓉，送入烧开的蒸锅中大火蒸 6 分钟，取出，淋上香油，撒上葱花即可。

功效 虾是非常优质的蛋白质来源，且富含多种矿物质，如钙、磷、锌等，孕妈妈吃虾，可以促进宝宝骨骼和脑部发育。

安全运动：改善孕中期腰背疼痛

运动准则

1. 随着腹部的增大，很多孕妈妈都有背部和肩部疼痛的情况。孕妈妈可以通过简单的运动，如舒展运动、游泳等来缓解背部和肩部的疼痛。
2. 可以每天适当做些户外运动，如散步。做户外运动时要穿上合脚舒适的鞋子。
3. 保持良好的姿势，站立时骨盆稍后倾。此外，避免长时间站立。

舒展背部运动

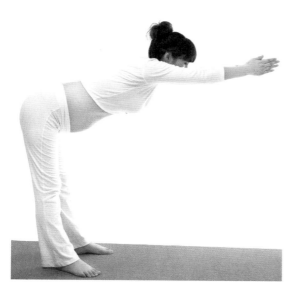

1 双臂上举，吸气，再从口里慢慢吐出，同时上半身向前弯曲。

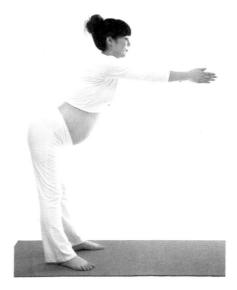

2 注意保持背部挺直，脖子稍稍上抬，两眼凝视前方。待身体弯曲至与双腿为直角后再次吸气，弓起背部并慢慢使上半身恢复原位。

能根据胎动、肚形判断男孩女孩吗?

马大夫答

没有任何科学证据证明胎动可以判断男女,每个宝宝的性格都是不一样的。也不能靠"男尖女圆""酸儿辣女"等"经验"来判断胎儿性别。还是把这个谜底留到分娩那一刻揭开吧。

胎宝宝的检查结果和标准值有差异就是不正常?

马大夫答

每个胎宝宝都有独特性,检查结果会与标准值有所差异,足月时出生体重在 2.5~4.0 千克都是正常的。因为胎宝宝入盆或者体位的问题会产生测量误差等,所以当你的检查结果和标准值不一样的时候,不要过于紧张,先咨询医生。

脐带血有必要保存吗?

马大夫答

脐带血是指胎儿娩出、脐带结扎并离断后残留在胎盘和脐带中的血液,通常是废弃不用的。近来研究发现,脐带血是造血干细胞的重要来源。这些干细胞可以代替骨髓干细胞进行移植,治疗很多不治之症,而且疗效好,不良反应小,医疗费用低。因此,可根据自身情况,选择是否保存脐带血。

照四维彩超会对胎宝宝产生不良影响吗?

马大夫答

四维彩超是在三维彩超图像的基础上加上时间维度参数,可以实时观察胎儿的动态活动图像。做四维彩超时 B 超探头在身体上同一个部位停留的时间很短,不会对胎儿造成不良影响。

Part

6

怀孕第 6 个月

—— 孕 21~24 周 ——

大大的肚子
越来越像个球

孕妈妈和胎宝宝的变化

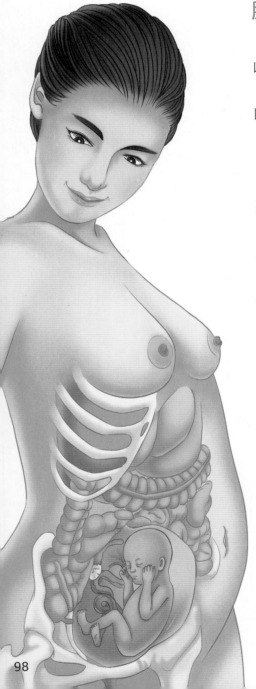

胎宝宝：外观更接近出生的样子

1. 大脑：快速发育，皮质褶皱并出现沟回，以给神经细胞留出生长空间。

2. 脐带：胎宝宝好动，有时会缠绕在身体周围，但并不影响胎宝宝活动。

3. 皮肤：有褶皱出现。

4. 肺泡：开始形成。

5. 四肢：在神经控制下，能把手臂同时举起来，能将脚蜷曲起来以节省空间。

6. 活动增多：胎宝宝的活动越来越频繁，并且开始出现吞咽反应。

孕妈妈：身材更加丰满

1. 孕妈妈身体越来越笨，子宫也日益增大压迫到肺，孕妈妈在上楼时会感觉到吃力，呼吸相对困难。

2. 上围越来越丰满，此时，需要对乳头进行适当的按摩。

3. 小腹明显隆起，一看就是孕妇的模样了。

4. 偶尔会感觉腹部疼痛，是子宫韧带被牵拉的缘故。

避免静脉曲张

扫一扫，听音频

为什么孕中期容易发生静脉曲张

静脉曲张患者中，女性占55%，其中一半以上是在怀孕期间和生完宝宝后发现的。怀孕后，子宫和卵巢的血容量增加，以致下肢静脉回流受到影响，进而产生静脉曲张。静脉曲张多发生于小腿，这是因为日渐增大的子宫压在下腔的血管和骨盆的静脉上，使小腿的血液潴留导致的。

避免体重增加过多

如果体重超标，会增加身体的负担，使静脉曲张更加严重。孕妈妈应将体重控制在正常范围之内，必要时可咨询医生。

不要久站或久坐

孕妈妈不能长时间站或坐，也不能总是躺着。在孕中晚期，要减轻工作量，并且避免长时间一个姿势站立或仰卧。坐时两腿避免交叠，以免阻碍血液的回流。

多采用左侧卧位

休息或者睡觉时，孕妈妈采用左侧卧位更有利于下肢静脉的血液循环。另外，睡觉时可用毛巾或被子垫在脚下，这样有助于血液回流，减小腿部压力，缓解静脉曲张的症状。

不要穿紧口袜

孕妈妈不宜再穿一般的袜子，尤其是紧口袜，医用弹性袜是孕妈妈的理想选择。这种弹性长筒袜以适当压力让静脉失去异常扩张的空间。坚持穿这种袜子，因静脉曲张引起的不适症状，包括疼痛、抽筋、水肿及淤积性皮炎等，都将伴随着静脉逆流的消除与静脉回流的改善而逐渐消除。

每天坚持散散步

孕妈妈最好每天坚持锻炼，可以在家附近或公园散步，这样有利于全身血液的循环，能有效预防静脉曲张。

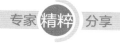

专家 精粹 分享

怀孕后发现下肢静脉曲张怎么办

出现静脉曲张先不必过于担心，大部分的静脉曲张病程缓慢，孕期的治疗也以上文提到的那些为主，生完宝宝后再考虑手术等治疗方案。但是孕期一旦发生急性肿痛或者静脉曲张破裂出血等，要尽快到血管外科就诊。

做好乳房护理

乳头有初乳溢出

　　很多孕妈妈在这个时期乳房会分泌一些黄色液体，没有经验的孕妈妈可能以为自己的身体出现了问题。在孕期这是很正常的现象，要知道，乳房正在为未来制造乳汁开始做准备，这种黄色液体其实就是初乳。

　　在孕期，大脑垂体开始释放大量的催乳素，催乳素促使乳汁分泌。不过放心，它不会大量促进乳汁分泌，因为孕激素会抑制它的作用，直到孕妈妈生出宝宝，才开闸放奶。

按摩乳房，促进乳腺管畅通

　　从孕中期开始，孕妈妈的乳腺组织迅速增长，这时做做乳房按摩操，可以缓解胸大肌筋膜和乳房基底膜的黏着状态，使乳房内部组织疏松，促进局部血液循环，有利于乳腺小叶和乳腺导管的生长发育，增加产后的泌乳功能，还可以有效防止产后排乳不畅。

用一只手包　　用另一只手　　按摩时用一
住乳房。　　　的拇指贴在　　只手固定住
　　　　　　　乳房的侧面，　乳房，从下
　　　　　　　画圈按摩。　　往上推。

不要过多刺激乳头，以免引起宫缩

　　此时乳房会变得很敏感，如果过多地刺激乳房、乳头，容易引起子宫收缩，尤其长时间、反复多次、粗暴地刺激乳头，在怀孕早期或晚期可能会造成流产或早产。因此，孕期性生活时不要过多刺激乳房。如果乳头凹陷，可以每天向外牵拉几次，但是如果感觉腹部不适，甚至出现腹痛时，就不要再做了。

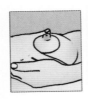

另一只手稍　　用手掌托撑　　另一只手的
微弯曲，贴　　乳房。　　　　小拇指放在
在支撑着乳　　　　　　　　乳房正下方，
房的手的外　　　　　　　　用力抬起。
部，用力往
上推再放下。

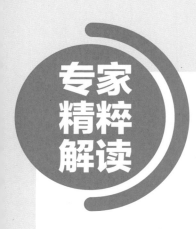

B 超大排畸

B 超大排畸能看清什么

B 超大排畸是通过彩超了解胎宝宝组织器官的发育情况，主要排除先天性心脏病、唇腭裂、多指（趾）、脊柱裂、无脑儿等重大畸形。

一般在孕 20~24 周做，因为这个时候，胎儿在子宫内的活动空间比较大，图像显影也比较清楚。做早了，结构发育不完全，看不清；做晚了，胎宝宝都长大了，有些结构会错过最佳观察期。

大排畸选二维、三维还是四维

二维彩超、三维彩超、四维彩超的检查结果都是一样的，大排畸检查不一定要用四维彩超，做三维彩超和二维彩超检查效果一样。四维彩超就是能看到胎宝宝的立体图像，有的准爸妈会把四维图像珍藏起来当作宝宝的第一张照片。一般公立医院采用的是二维或三维，私立医院采用四维的比较多。

做 B 超的时候要把胎宝宝叫醒

B 超大排畸是对胎宝宝头部、脸部、躯干、骨骼等方面进行全面的检查，所以需要胎宝宝最好是活动的状态，这样便于检查。但有时候胎宝宝并不配合，要么趴着不动，要么就不停地吃着大拇指，看不到嘴唇……很多孕妈妈因为胎宝宝的不配合，需要反复做 B 超。一般胎宝宝睡着的时候孕妈妈最好动一动，轻拍肚子叫醒宝宝，或者做一些安全的小运动，实在不行也可以吃点东西将胎宝宝唤醒。

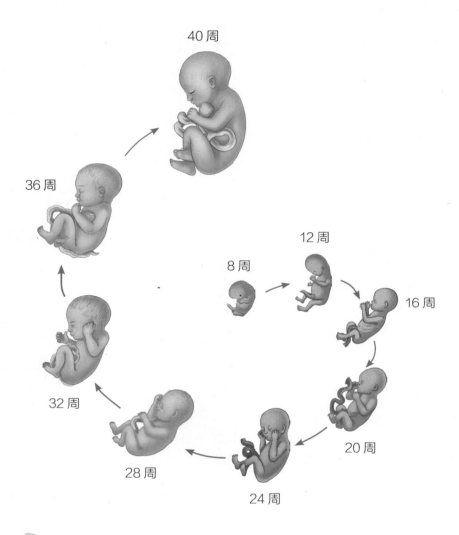

40 周

36 周

12 周

8 周

16 周

20 周

24 周

28 周

32 周

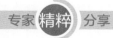
专家 精粹 分享

B 超大排畸并不是万能的

做彩超只能筛查重大的结构缺陷，可有的时候孕妈妈做 B 超时，因为胎宝宝的肢体被遮挡而无法完全看清楚，再加上胎位、羊水、机器设备等因素的影响，这些被遮挡部位的畸形也可能发现不了，而且就算排除了这些因素，还有一些畸形是 B 超检测不出来的，例如新生儿的耳聋、白内障、外耳畸形等就无法检测出来。

饮食指南：
不偏食、不做"糖妈妈"

少食多餐

为了预防成为"糖妈妈"，在控制总热量的同时，可采取少食多餐的方式，就是将每天应摄入的食物分成五六餐，特别应注意晚餐与隔天早餐的时间相隔别过长，所以睡前 1 小时可以有一顿加餐，如一杯酸奶、三块饼干等。睡前加餐可以补充血液中的葡萄糖，避免发生夜间低血糖。但每日的饮食总量要控制好。

灵活加餐，不让血糖大起大落

一般来说，孕妈妈的加餐时间可选择上午 9~10 时、下午 3~4 时和晚上睡前 1 小时。加餐的食物可选择低糖水果（在血糖控制好的情况下可适当进食水果，但要控制量）、低糖蔬菜（如黄瓜、番茄、生菜等）。

多吃富含膳食纤维的食物

在可摄取的分量范围内，多摄取高膳食纤维食物，如以糙米饭或五谷米饭取代白米饭，增加蔬菜的摄取量，多吃低糖新鲜水果，不喝饮料等，有助于平稳血糖。

水果首选低糖的，每天 200~400 克

为了让糖尿病筛查更容易通过，选择水果的时候要更加谨慎，可以优先选择一些低糖水果，尤其是血糖生成指数（GI）低的水果，如柚子、樱桃、桃子等，这种水果往往含有较多的果酸；少吃或不吃高糖水果，如菠萝、香蕉、荔枝等。同时，控制水果的摄入量，每天以 200~400 克为宜，"糖妈妈"控制在 200 克以内为宜。

增加铁储存，避免孕期贫血

从现在开始补铁，预防缺铁性贫血

铁能够参与血红蛋白的形成，从而促进造血。孕中期的孕妈妈对铁的需求量增加，如果铁的摄入量不足，孕妈妈可能会发生缺铁性贫血，这对孕妈妈和胎宝宝都会造成不利影响。

贫血对孕妈妈和胎宝宝的影响

慢性或轻度贫血，对孕妈妈的影响可能并不明显。但如果贫血较重，就会出现心跳加快、疲乏无力、食欲减退、情绪低落等症状。贫血严重者还会导致贫血性心脏病。

孕妈妈如果发生缺铁性贫血，很容易导致早产、宝宝体重低及生长迟缓等。如果胎宝宝缺铁，会干扰胎宝宝的正常发育和器官的形成；宝宝在出生后，容易出现缺铁性贫血，影响生长发育、智力及学习能力。

铁的需要量应达到每日 24 毫克

一般的成年女性，每天摄入铁 20 毫克，孕中期以后，孕妈妈的铁需求量会增加。在孕 4~7 月，孕妈妈平均每日铁的摄入量应为 24 毫克；孕 8~10 月，每天增加到 29 毫克。

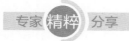
专家 精粹 分享

出现明显缺铁症状时，可服用铁剂

对某些孕妈妈来说，孕期仅从饮食中摄取的铁质，有时还不能满足身体的需要。对于一些出现明显缺铁性贫血的孕妇来说，可在医生的指导下选择胃肠容易接受和吸收的铁剂。有的孕妈妈认为只要不贫血就不用吃补铁食物，其实充足的铁还能促进胎儿的正常发育、防止早产，特别是孕中晚期，不管是否贫血，都要注意补铁。

补铁首选动物性食物，在人体内的吸收率高

铁元素分两种，血红素铁和非血红素铁。前者多存在于动物性食物中，后者多存在于蔬果和全麦食品中。血红素铁更容易被人体吸收，因此，补铁应该首选动物性食物，比如牛肉、动物肝脏、动物血、鱼类等。

猪肝、动物血补铁效果好，可一周吃 1 次

为预防缺铁性贫血，整个孕期都应该注意摄入含铁丰富的食物，如猪肝、动物血。为使猪肝、动物血中的铁更好地被吸收，建议孕妈妈坚持少量多次的原则，每周吃 1~2 次，每次吃 50 克。但应购买来源可靠的猪肝、动物血，在烹调时一定要彻底熟透再吃。

补铁也要补维生素 C，以促进铁吸收

维生素 C 可以帮助铁质的吸收，帮助制造血红蛋白，改善孕妈妈贫血症状。维生素 C 多存在于蔬果中，如橙子、猕猴桃、樱桃、柠檬、西蓝花、南瓜等均含有丰富的维生素 C，孕妈妈可以在进食高铁食物时搭配吃些富含铁的蔬果或喝一些这些蔬果打制的蔬果汁，都是增加铁质吸收的好方法。

水果、蔬菜贮存越久，维生素 C 损失越多，因此尽可能吃新鲜的水果、蔬菜

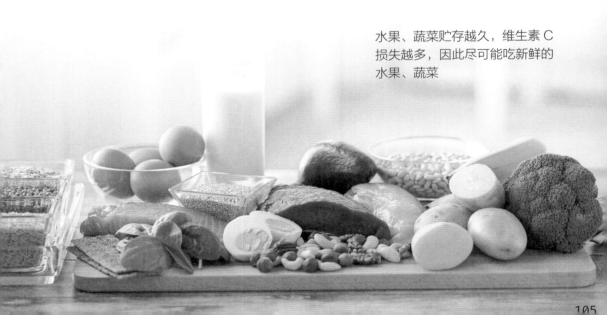

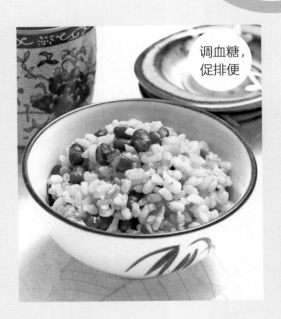

调血糖，
促排便

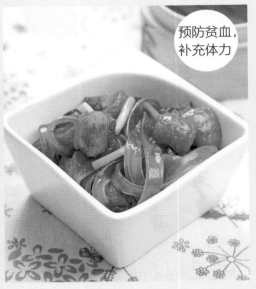

预防贫血，
补充体力

薏米红豆糙米饭

材料 薏米 25 克，红豆 30 克，糙米 75 克。

做法

① 薏米、糙米、红豆分别淘洗干净，用清水浸泡 4~6 小时。

② 把薏米、红豆和糙米一起倒入电饭锅中，倒入没过米面两个指腹的清水，盖上锅盖，按下蒸饭键，蒸至电饭锅提示米饭蒸好即可。

功效 这款米饭富含膳食纤维，可以延缓餐后血糖上升，还可以预防便秘。

猪肉炖粉条

材料 带皮五花肉 400 克，粉条 100 克。

调料 酱油、料酒、醋、白糖各 10 克，葱段、姜末各 5 克，盐 4 克。

做法

① 粉条泡发，捞出沥干；五花肉洗净，切块。

② 锅内倒油烧热，放肉块炒至变色，盛起。

③ 锅内倒油烧热，放白糖炒糖色，加肉块炒匀，放入姜末、酱油、料酒和清水，大火烧开后转小火炖至肉烂，加粉条、醋炖入味，加盐调味，撒上葱段即可。

功效 这道菜含有较多的蛋白质、碳水化合物、铁、磷等，可以帮助孕妈妈预防缺铁性贫血，促进胎宝宝生长发育。

安全运动：改善血液循环

运动准则

1. 每次锻炼要有 5 分钟的热身练习，运动终止也要慢慢来，逐渐放缓。
2. 运动时最好选择木质地面或铺有地毯的地方，这样更安全。
3. 如果感到不舒服、气短和劳累，应及时休息，等感觉好转后再继续运动。
4. 孕中期容易出现静脉曲张和水肿，可以做一些伸展四肢的运动，以促进血液循环，改善症状。

伸展四肢：改善静脉曲张和水肿

1 平躺，右腿伸直，左腿屈膝，左臂向上伸出，右臂自然地放在身体右侧。

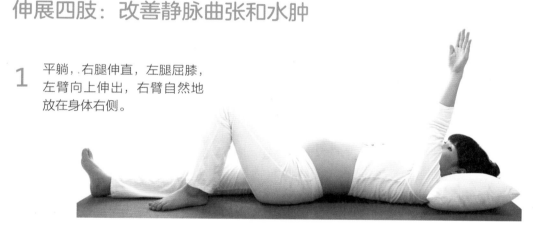

2 开始进行腹式呼吸，长长地吸一口气，在呼出的时候双臂和双腿的姿势分别互换，重复5~10次。

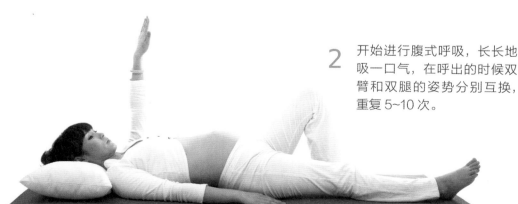

整个孕期都没有初乳，产后会没奶吗？

马大夫答

不会的。孕期有少量初乳溢出，那只是部分孕妇会有的现象，不是所有孕妇都有的，只要产后有就可以了。孕妈妈不要为了分泌初乳，在孕期过多刺激乳房，以免引起宫缩。

总是爱出汗是怎么回事？

马大夫答

怀孕后的女性基础代谢率会增高约 20%，因此孕妇在孕中期以后很少会感觉到冷，甚至比男性更耐寒、更容易出汗。不过，如果天气转冷了，孕妈妈要适当保暖，不要穿得过于单薄，以不出汗为宜，以免感冒。

怀孕 6 个月能游泳吗？

马大夫答

可以的。妊娠 5 个月以后，胎宝宝的状况已经比较稳定了，此时孕妈妈可以主动参加适度运动。这样不但能控制体重，还能提高孕妈妈的抵抗力，改善妊娠不适，加强骨盆和腰部肌肉，使宝宝在分娩时容易娩出。游泳是比较好的运动方式，能锻炼全身。

孕期需要补充孕妇奶粉吗？

马大夫答

孕妇奶粉强化了孕妈妈所需的各种维生素和矿物质，比如钙、维生素 D 等，可以为孕妈妈和胎宝宝补充较全面的营养，孕妈妈可以适当选用。但是饮食是获取营养的最好途径，孕妈妈仍然要以均衡饮食为根本，适当补充孕妇奶粉。

Part

7

怀孕第 7 个月

—— 孕 25~28 周 ——

数胎动，做糖筛

孕妈妈和胎宝宝的变化

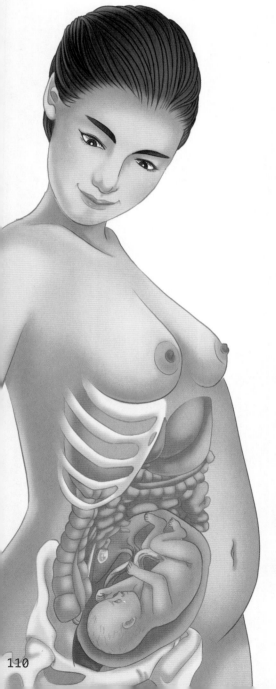

胎宝宝：器官发育成熟

1. 皮肤：皮肤皱纹会逐渐减少，皮下脂肪仍然较少，有了明显的头发。

2. 生殖器官：男孩的阴囊明显，女孩的小阴唇已明显突起。

3. 大脑：脑组织开始出现皱缩样，大脑皮质已很发达。

4. 视听觉：开始能分辨妈妈的声音，同时对外界的声音已有所反应。感觉光线的视网膜已经形成。

5. 四肢：胎宝宝的四肢已经相当灵活，可在羊水里自如地"游泳"。

6. 胎位：不能完全固定，还可能出现胎位不正。

孕妈妈：容易气喘吁吁

1. 由于大腹便便，孕妈妈重心不稳，所以在上下楼梯时必须十分小心，应避免剧烈的运动，更不宜做压迫腹部的姿势。

2. 有可能会出现轻度下肢水肿，这是孕妈妈常见的一种现象，对胎宝宝的生长发育及母体的健康影响不大。

3. 到了孕中晚期，腰酸、大腿酸痛、耻骨痛等疼痛都有可能出现，还容易发生尿频。

进入围产期，预防早产

什么是围产期和早产

妊娠第 28 周，就进入了围产期。围产期，是指怀孕 28 周到产后 1 周这一分娩前、中、后的重要时期。

早产是指怀孕满 28 周，但未满 37 足周就把宝宝生下来了。

早产征兆是什么

1. 早产的主要表现是子宫收缩，常伴有少量阴道流血或血性分泌物。

2. 如果宫缩变得比较频繁了，最初为不规则宫缩，逐渐发展到 7~8 分钟一次，即半小时有 3~4 次，还可能伴随腰酸、腰痛，这种有规律的且伴随疼痛的宫缩变得越来越频繁时，子宫口则开大，提示早产可能性很大。

哪些孕妈妈要警惕早产

1. 有早产史或因为以前刮宫或生宝宝时子宫颈有裂伤史的孕妈妈。

2. 诱发早产的常见原因是炎症，占早产的 30%~40%。怀孕时，因为激素的影响，生殖道出血，分泌物常常增多，加上怀孕时抵抗力降低，很容易被病原菌侵袭，引起炎症。

3. 如果子宫过度膨胀，如羊水过多、双胎等，子宫被撑得过大，也容易发生早产。

4. 子宫先天发育畸形，如单角子宫、纵隔子宫等；有子宫肌瘤时，特别是肌瘤比较大，都容易诱发早产。

5. 宫颈功能不全，胎宝宝长大了，"气球"胀大了，而"气球口"的宫颈松了就会漏气，导致早产。

6. 严重缺乏维生素 C、锌及铜等，使胎膜的弹性降低，容易引起胎膜早破，导致早产。

如何预防早产

1. 孕妈妈要保证充足的睡眠，不要给自己太大的压力。

2. 孕妈妈需要调整性生活，且不要异常扭动身体、突然改变体位或进行其他动作幅度较大的运动。

3. 孕妈妈不要进行长时间的逛街、远行等；不宜在刚擦完的地板上走动。要穿舒适、防滑的鞋子。

4. 孕妈妈在下楼梯或者行走在不平的道路上时要注意安全。如果天气适逢雨雪，最好不要外出。

5. 遵医嘱，认真做好孕期各项检查。

数胎动

胎动有什么规律

胎动出现时间	不同时期胎动的情形	胎动的周期性
正常妊娠 18~20 周开始，孕妇会感到明显的胎动	早期胎动间断出现、幅度小、时间短、频率快；随着胎龄的增加，每次胎动时间延长、胎动频率相对减慢	孕中期胎动不是很明显，到了孕晚期，随着胎儿睡眠周期变得规律，胎动的周期性也更为明显，一般晚上（20:00~23:00）胎动最多，上午（8:00~12:00）胎动较均匀，下午（14:00~15:00）胎动最少

怎么数胎动

方法 1

每天空闲的时候，如早饭后、午休后和晚饭后，左侧卧床或坐在椅子上，记录胎宝宝 1 小时内胎动的次数，记录 3 次，将每次胎动次数相加之后再乘以 4，就是 12 小时的胎动次数。

方法 2

每天空闲时间，记录连续 10 次胎动所需的时间。如早晨 8 点开始数，10 次胎动是 9 点，则 10 次胎动用时 60 分钟，记在表格里。如果 10 次胎动时间小于 120 分钟，则表示胎动正常，如果大于 120 分钟或无胎动，则需要马上去医院检查。

不同孕周的胎动次数会有所差别。一般每小时动 3 次以上，12 小时动 30 次以上，说明胎宝宝情况良好。如果 12 小时胎动少于 20 次，就意味着胎宝宝有宫内缺氧的可能，如果胎动在 10 次以下，说明胎宝宝有危险，需要马上去医院检查了。

什么情况属于胎动异常

孕妈妈计算出的 12 小时内的平均胎动数如果小于 20，就属于胎动异常。另外，存在以下几种情况时，也属于胎动异常：

1. 孕妈妈连续计数 6 小时，其中每小时的胎动次数都小于 3。

2. 胎动较平时明显增多，后来却明显减少。

3. 胎动突然变得剧烈或胎动的幅度突然显著增大，后来又大幅度变小。

4. 第二次记录的胎动数与前一次记录的数值相比，减少了一半。

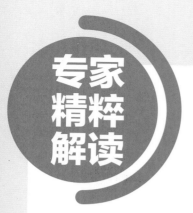

专家精粹解读

孕 24~28 周：妊娠糖尿病筛查

扫一扫，听音频

什么是妊娠糖尿病

妊娠糖尿病是指怀孕前未患糖尿病，而在怀孕时才出现高血糖的现象，发生率为 10%~15%，多数妊娠糖尿病患者不会出现多饮、多尿、多食的"三多"症状，有的可能会有生殖系统念珠菌感染反复发作。

筛查的过程是怎样的

50 克葡萄糖试验

筛查前空腹 12 小时（禁食禁水），医院会给你 50 克口服葡萄糖粉，将葡萄糖粉溶于 200 毫升温水中，5 分钟内喝完，喝第一口时开始计时，服糖后 1 小时抽血查血糖。

↓

如果 1 小时血糖值 <7.8 毫摩 / 升，那么恭喜你通过了检查，没有妊娠糖尿病的可能。

如果 1 小时血糖值 ≥7.8 毫摩 / 升，需要进一步做 75 克糖耐量试验（OGTT）确定。

↓

75 克糖耐量试验

空腹 12 小时（禁食禁水），先空腹抽血，然后将 75 克口服葡萄糖粉溶于 300 毫升温水中，0 小时、1 小时、2 小时后分别抽血测血糖。

→

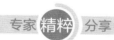

专家 精粹 分享

血糖控制不好宜采用胰岛素治疗

如果血糖控制得不好，就需要加用胰岛素了。胰岛素不会通过胎盘，对胎宝宝没有影响。生完宝宝可以停用胰岛素，否则会对胰岛素产生依赖。需要提醒各位孕妈妈的是，注射胰岛素期间，一定要合理饮食，不吃含糖量高的食物。

诊断结果

以下 4 项数值中有 2 项或 2 项以上达到或超过正常值，你就是"糖妈妈"了，仅 1 项高于正常值，为糖耐量异常：
空腹血糖：5.1 毫摩 / 升；
1 小时血糖：10.0 毫摩 / 升；
2 小时血糖：8.5 毫摩 / 升。

读懂糖尿病筛查单

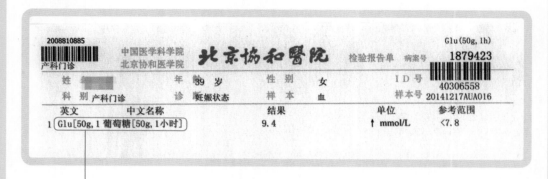

葡萄糖【50克，1小时】（Glu）
孕妈妈随机口服 50 克葡萄糖，溶于 200 毫升水中，
5 分钟内喝完。从开始服糖计时，1 小时后抽微量
血或静脉血测血糖值，血糖值≥7.8 毫摩 / 升，为
葡萄糖筛查阳性，应进一步进行 75 克葡萄糖耐量
试验。

做糖筛之前需要做什么准备

1. 糖筛的前一天要清淡饮食，适当控制糖分的摄入，但也不要过分控制，否则反映不出真实情况。

2. 检查的前一天晚上 8 点以后不要进食、喝水。

让筛查顺利通过的窍门

在做糖尿病筛查前，要先空腹 12 小时再进行抽血，也就是说孕妈妈在产检的前一天晚上 8 点以后应禁食。检查当天早晨不能吃东西、喝饮料、喝水。

喝葡萄糖粉的时候，孕妈妈要尽量将糖粉全部溶于水中。如果喝的过程中洒了一部分糖水，将影响检测的准确性，建议改天重新检测。

饮食指南：每天最好吃 20 种食物

避免饮食单一，吃得种类越多越好

孕妈妈每天宜摄入多样的食物种类：蔬果类、粮食类、肉蛋奶类、水、油类、坚果类、豆类、水产类等，最好保证每天摄入食物的种类有 20 种。

五谷杂豆，粗细混搭

面食

玉米面、小麦面、荞麦面、燕麦面、豆面等面食类，任选 1 种，如荞麦面条、玉米面饼等。

杂豆

红豆、芸豆、豇豆、绿豆等豆类，任选 1 种，如红豆粥、绿豆糕等。

米食

小米、黑米、大米、高粱米、糯米等米食类，任选 2 种，如小米粥、黑米粥；也可以粗细粮搭配吃，如燕麦和大米做成的米饭、红豆与大米熬粥等。

水果每天任选 2 种

水果中含有丰富的维生素、膳食纤维等营养物质，孕妈妈每天宜摄入低糖新鲜水果 200~400 克。有些水果带有天然酸味，非常适合口味喜酸的孕妈妈。

蔬菜至少 4 种

蔬菜中含有丰富的膳食纤维、矿物质和维生素，孕妈妈每天宜摄入蔬菜 300~500 克。其中，绿、黄、红、黑等有色蔬菜营养更加丰富，宜多食用。

肉类、蛋类各 1 种，奶类适量

孕妈妈每天宜摄入 40~75 克的肉类；可选任何一种蛋类食用，如鸡蛋、鸭蛋、鹅蛋等；每日摄入适量牛奶、羊奶等奶类。

豆制品 1 种，坚果一掌心

孕妈妈每天宜摄入 50~100 克的豆制品，但豆泡、炸豆腐等应排除在外。

花生、腰果、核桃、葵花子、开心果、杏仁等坚果类食品，每天一掌心的量就足够了。

增加膳食纤维，预防孕中晚期便秘

膳食纤维促进肠道蠕动，帮助排便

孕妈妈可在饮食中适量增加富含膳食纤维的食物，能促进肠道蠕动、保护肠道健康、预防便秘。膳食纤维还能帮助孕妈妈控制体重，预防龋齿，预防糖尿病、乳腺病、结肠癌等多种疾病。

膳食纤维有可溶性和不可溶性，不是有筋食物含量就高

膳食纤维根据水溶性的不同分为可溶性和不可溶性两种。可溶性膳食纤维主要存在于水果和蔬菜中，如胡萝卜、柑橘、绿色蔬菜、魔芋、海带，尤其是橙子、橘子等柑橘类水果中含量较多。不可溶性膳食纤维主要存在于谷类、豆类食物中，如谷物的麸皮、全谷粒、干豆等，不是有筋食物含量就高。

蔬果、粗粮、豆类都是膳食纤维好来源

蔬果、粗粮、豆类都含有丰富的膳食纤维，常见食物来源有木耳、紫菜、黄豆、豌豆、绿豆、荞麦、玉米面、燕麦、黑米、石榴、桑葚、芹菜茎、西蓝花、大白菜、菠菜等。

孕妈妈每天需要 25 克膳食纤维

建议孕妈妈每天摄入 25 克左右的膳食纤维。要摄入这 25 克膳食纤维，孕妈妈每天大约可吃 60 克魔芋、50 克豌豆和 75 克荞麦馒头就够了。

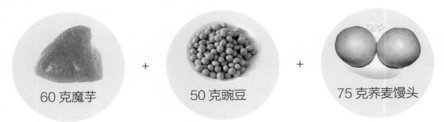

60 克魔芋 ＋ 50 克豌豆 ＋ 75 克荞麦馒头

注：此处的食材类别和克数是建议用量，读者可根据实际情况摄取

补充膳食纤维的同时一定要多喝水

孕妈妈在食用含膳食纤维丰富的食物后一定要多喝水。孕期宜每天至少喝1500毫升的温水，这样才能发挥膳食纤维的功效。因为膳食纤维会吸收肠道内的水分，如果肠内缺水就会导致肠道堵塞，反而会加重便秘。

膳食纤维过量也不好，易致腹胀、影响营养吸收

膳食纤维的摄入量，每个孕妈妈应当根据自己的具体情况来定，若摄入过多，会加速肠蠕动，缩短食物在体内停留的时间，这样可能造成大量的营养物质来不及被身体吸收就排出体外，不利于孕妈妈和胎儿的营养补充。此外，过多摄入膳食纤维还容易引发腹胀等症。

粗粮细粮搭配食用

精米、细面在加工处理时，会损失掉很多膳食纤维和 B 族维生素，孕妈妈日常饮食不要吃得过分精细，要粗细粮搭配食用。选择粗粮时，孕妈妈可多选择全谷类食物，如全麦面包、全麦饼干、燕麦等。粗细粮搭配食用时，不需要将细粮全部换成粗粮，只要让粗粮的量占到主食总量的 1/3 就行，比如煲一锅杂粮粥，加点小米、杂豆；做面食的时候，在精面粉里掺点全麦粉。

经常吃点红薯、山药等薯类

红薯、芋头、山药、土豆等薯类食物含有丰富的 B 族维生素、维生素 C 等，且膳食纤维的含量也比较高，可促进胃肠蠕动、控制体重、预防便秘。孕妈妈每次摄入薯类的量宜在 50~100 克，并适当减少主食的摄入量。

每周吃 1~2 次菌藻类食物

海藻、菌菇类蔬菜中的膳食纤维含量较高，比如海带、木耳、香菇等，孕妈妈以周为单位，可以每周摄入 1~2 次。

水果最好吃完整的

研究发现，同种蔬菜或水果表皮中膳食纤维的含量比果肉含量要高，所以孕妈妈在吃水果时，最好在保证食品安全的情况下，将果皮与果肉一同吃掉，这样膳食纤维的损失少。

果蔬打成汁，连同渣滓一起喝

水果和蔬菜可以打汁饮用，但饮用时最好不要过滤，否则会滤掉大部分膳食纤维。

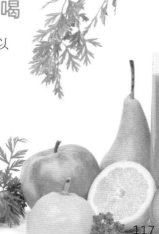

孕妈妈营养食谱

排毒
通便

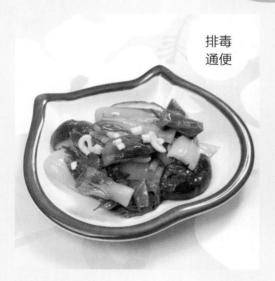

控糖调脂

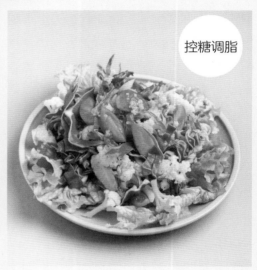

香菇油菜

材料 油菜200克，水发香菇80克。

调料 葱末、姜末、酱油、料酒各5克，盐3克，白糖少许。

做法

❶ 油菜去根，洗净切段；香菇洗净，去蒂，切块。

❷ 锅内倒油烧热，爆香葱末、姜末，加香菇块翻炒，倒酱油、料酒、白糖炒香，放入油菜段炒熟，加盐调味即可。

功效 油菜为低脂蔬菜，且含有膳食纤维、维生素C、胡萝卜素等；香菇是富含膳食纤维、维生素D的菌类食物。这道菜可帮助孕妈妈调节机体免疫功能，还能宽肠通便、解毒消肿、美容养颜。

藜麦主食沙拉

材料 菜花、生菜、紫甘蓝各100克，圣女果、草莓各50克，藜麦30克，青柠檬20克。

做法

❶ 菜花洗净，掰朵，入开水中煮熟，捞出沥干；生菜洗净，撕片；紫甘蓝洗净，切丝；圣女果、草莓洗净，切成角；藜麦洗净，煮熟。

❷ 将生菜片铺在盘上，菜花、紫甘蓝丝、圣女果、草莓按喜欢的方式摆在盘中，撒上藜麦，挤上青柠汁即可。

安全运动：
锻炼盆底肌，助顺产免侧切

运动准则

1. 注意力需集中，平躺或坐着均可。
2. 坚持每天练习，有助于分娩。

括约肌锻炼

括约肌锻炼可以加强肌肉弹性，减少分娩时会阴撕裂与侧切，还可以延缓孕妈妈盆腔内器官的老化。

括约肌锻炼
具体做法

孕妈妈绷紧阴道、肛门部位的肌肉，每次坚持 8~10 秒，每天做 200 次。

孕妈妈也可以在小便时试着停一下憋几秒尿，使肌肉收缩，以达到锻炼括约肌的目的。

会阴按摩

妊娠 28 周的孕妈妈可每天进行会阴按摩，增加肌肉组织的弹性，这样也可帮助避免会阴侧切。具体做法如下：

1. 进行按摩前孕妈妈需注意卫生，剪短指甲、洗净手，选择舒适的地方坐下，把腿伸展开，呈半坐着的分娩姿势，了解会阴所在位置。

2. 选择水溶性的润滑剂，轻轻涂抹在会阴位置，然后将拇指插入阴道，朝着直肠的方向按压会阴组织，并轻轻伸展至会阴口，直到自己觉得有轻微的烧灼或刺痛的感觉，保持伸展直到刺痛消失，随后继续。

3. 在按摩的过程中，孕妈妈可在阴道里勾起自己的拇指，并且慢慢地向前拉伸阴道组织，因为分娩时，宝宝的头也是这样出来的。

在做这项会阴按摩时，孕妈妈应格外注意：过于用力会造成会阴部肌肤出现瘀伤和刺痛，且按摩时不要用力按压尿道，否则会导致感染和发炎。

总是睡不好觉怎么办?

马大夫答 ——————————————

有些孕妈妈到了孕中期会出现失眠,如何缓解失眠情况呢?(1)为自己创造一个良好的睡眠环境;(2)睡前1小时内不要吃不易消化的食物;(3)睡前半小时喝一杯牛奶;(4)睡前可以适当听听音乐、散散步,定时上床睡觉;(5)每天晚上洗个温水澡或用热水泡脚;(6)最好能保持左侧卧的习惯,以促进血液回流,减轻心脏负担,提高睡眠质量;(7)放松心情,白天适当进行如散步、做孕妇操等适度活动,也可减轻紧张情绪,提高睡眠质量。

孕期可以使用腹带吗?

马大夫答 ——————————————

孕妈妈可在医生的建议下决定是否需要使用腹带。腹带有松紧之分,过松的腹带无法起到托腹效果,而过紧的腹带对胎儿发育不利。存在以下情况的孕妈妈需要使用腹带:(1)腹壁发木、颜色发紫;(2)胎儿过大;(3)双胞胎或多胞胎;(4)悬垂腹,严重压迫耻骨;(5)有严重的腰背疼痛;(6)用来纠正胎位不正;(7)腹壁肌肉松弛的经产妇。这些孕妈妈使用腹带时,也要在医生指导下进行。

孕中期每次产检都要监测胎心,为什么还要自己数胎动?

马大夫答 ——————————————

孕妈妈自己监测胎动,可以对腹中的胎儿多一层安全保护。因为孕期定期到医院检查是暂时性的、间断性的,不是动态的、连续的观察,只能反映检查当时胎儿的情况。如个别胎儿出现突发异常情况,定期检查就无法及时发现,错失抢救机会。

Part

8

怀孕第 8 个月

—— 孕 29~32 周 ——

步入孕晚期

孕妈妈和胎宝宝的变化

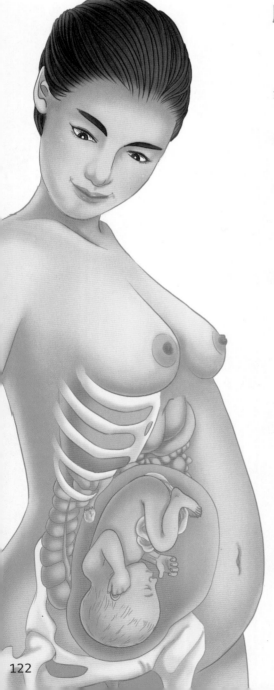

胎宝宝：可以控制体温

1. 五官：眼睛能辨认和跟踪光源。

2. 神经：第31周，胎宝宝的大脑中枢神经已经成熟到可以控制自己的体温。

3. 皮肤：胎宝宝已经长出胎发。胎宝宝皮肤的触觉已发育完全，皮肤由暗红变成浅红色。

4. 内脏：肺和胃肠功能已接近成熟，能分泌消化液。

5. 生殖器官：男宝宝的睾丸这时正处于从肾脏附近的腹腔沿腹沟向阴囊下降的过程中；女宝宝的阴蒂已突现出来，但并未被小阴唇所覆盖。

6. 四肢：手指甲清晰可见。身体和四肢还在继续长大，最终要长得与头部比例相称。

孕妈妈：胃口又变差了

1. 孕妈妈的肚子越来越大，子宫内的活动空间越来越小了，时而会感到呼吸困难。

2. 乳头周围、下腹及外阴部的颜色越来越深，肚脐可能被撑胀向外凸出；妊娠纹和脸上的妊娠斑可能更为明显了。

3. 妊娠水肿可能会加重；阴道分泌物增多，排尿次数也更频繁了；还可能会出现失眠、多梦，进而加重紧张和不安。

准备待产包

妈妈所需物品清单

妈妈用品	
便携式前扣式睡衣 2 套	产后新妈妈会出很多汗，睡衣一定要选择纯棉透气的。需要注意的是，新买的睡衣要清洗后再穿。此外，剖宫产妈妈要买宽松肥大的睡衣，避免压迫伤口
出院衣服 1 套	要准备一套适合出院当天穿的衣服，包括新妈妈的外套、帽子、袜子、鞋子、哺乳内衣、防溢乳垫
纯棉内裤 3~4 条	最好多带些，需要勤换
带后跟的拖鞋 1 双	新妈妈生完宝宝后要下床走动，需要穿带后跟的拖鞋，可以避免着凉
棉袜 3 双	新妈妈生完宝宝后，身体的毛孔、关节多是张开的，很容易受风，尤其是脚部，所以穿上棉袜，可以避免脚部着凉引起感冒
产妇专用卫生巾 3~4 包	生完宝宝后，新妈妈恶露较多且会持续一段时间，需要多准备一些
一次性马桶垫、卫生纸、湿巾纸各适量	这些医院随时可以买到，不用带太多
盆 3 个	1 个洗脸用，1 个泡脚用，1 个洗外阴用
毛巾 4 条	1 条擦脸，1 条擦脚，1 条擦下身，1 条擦拭乳房
洗漱用具 1 套	牙刷、漱口杯、牙膏（漱口水）、香皂、洗面奶
餐具 1 套	在医院订餐时用于盛饭菜
带吸管的水杯 1 个	产后新妈妈不方便起身，非常实用
食物适量	可以适当准备一些巧克力或牛奶。顺产妈妈生完宝宝后，可以喝杯红糖水，既能恢复力气，又能促进下奶

宝宝所需物品清单

宝宝所需物品	
婴儿抱被 1 条	这是宝宝出院时用的，可以根据天气选择薄厚
和尚服 2 套	纯棉的和尚服较好，可以根据天气选择薄厚。如果是炎热的夏季，也可以准备一两件小肚兜，但使用前一定要清洗干净
纯棉尿布或纸尿裤适量	宝宝刚出生时大小便比较多，需要多准备一些
湿巾纸 2~3 包	宝宝大小便后需要及时清洁屁屁
小毛巾 2 条	选择材质柔软的小方巾，可以给宝宝洗脸、洗屁屁
婴儿润肤油 1 瓶	给宝宝涂身体，既保湿又可减少抚触时带来的摩擦
护臀霜 1 支	宝宝要经常换尿布或纸尿裤，为了防止出现红臀，可以擦些护臀霜
婴儿沐浴露 1 瓶	尽量选择成分简单、香气不重的婴儿洗护一体产品
婴儿专用洗衣液或肥皂适量	用于给宝宝洗尿布或衣服

特别说明：建议给孩子选购物品时，要全方位考量，以安全性、高品质、实用为主导。不要购买华而不实、使用率不高的物品，更不要囤积眼下用不到的物品，要根据实际需求购买，不能盲目依赖别人提供的物品清单。另外还需要注意，大多数医院会有待产包，可以根据待产包，排除一些不必重复购买的物品。

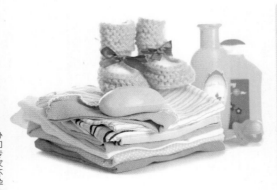

过来人 经验 分享

生产时住院所需物品

我临产的时候，是紧急进医院的，幸亏当时提前准备好了待产包，后来委托弟媳回家取的，除了自己用的产妇卫生巾、孩子用的纸尿裤，还有门诊卡、历次产检报告单、夫妻身份证复印件、准生证复印件，以及记录宫缩时间、强度用的纸、笔等，我都提前装进包里了，这样省事不少，不然到生产时候再整理，肯定会手忙脚乱。

妊娠高血压综合征筛查

妊娠高血压是怎么回事儿

妊娠高血压发生率约5%，表现为高血压、蛋白尿、水肿等，称之为妊娠高血压综合征（简称妊高征）。孕妈妈要注意预防妊高征，一旦患病要积极治疗，以免引发子痫。

血压是整个孕期都需要重点监测的项目，孕32~34周，孕期水肿的发生率很高，因此要格外注意排查水肿，预防妊高征的发生。

排查异常水肿

孕中晚期，孕妈妈会出现腿脚水肿，如果是凹陷性水肿，即用手指按压后被按压处出现一凹陷，但不严重，凹陷复原快，休息6~8小时后，水肿自行消退，那么无须就医。但如果水肿严重，指压时出现明显凹陷，恢复缓慢，休息之后水肿并未消退，就要警惕发生妊娠高血压的可能，需要全面检查治疗。

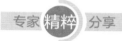 专家 精粹 分享

单纯性妊娠水肿无须特殊治疗

孕晚期出现的单纯妊娠水肿，一般无须进行特殊治疗，只要孕妈妈注意休息，平常注意饮食，多吃一些含高蛋白质的食物，适量吃些西瓜、红豆、茄子、芹菜等利尿消肿的食物，不吃难消化、盐重的食物，避免长时间站立、久坐等，即可好转。

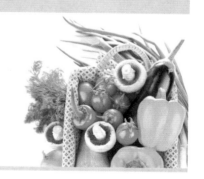

发生严重水肿应做进一步检查

水肿严重的时候，还需要做进一步检查：如24小时尿蛋白定量、血常规、血沉、血浆白蛋白、血尿素氮、肌酐、肝功能、眼底检查、肾脏B超、心电图、心功能测定。具体需要做哪项检查，医生会根据孕妈妈的身体情况而定。

先兆子痫是非常危险的并发症

先兆子痫是以高血压和蛋白尿为主要临床表现的一种严重妊娠高血压并发症。孕 24 周后，在常规检查中发现蛋白尿、血压升高、体重异常增加，且脚踝部开始水肿，休息后水肿也不消退。同时在这些症状的基础上伴有头晕、头痛、眼花、胸闷、恶心甚至呕吐，以及随时都有可能出现的抽搐，这就是先兆子痫。

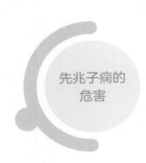

对孕妈妈的影响
① 出血、血栓栓塞（DIC等）、抽搐、肝功能衰竭、肺水肿、远期的心脑血管疾病甚至死亡。

先兆子痫的危害

对胎儿的影响
② 早产、出生体重偏低（低体重儿）、生长迟缓、肾脏损伤、胎死宫内。

如何预防先兆子痫的发生

1. 注意休息：正常的作息、充足的睡眠、愉快的心情。

2. 控制血压和体重：平时注意血压和体重的变化。

3. 均衡营养：不要吃太咸、太油腻的食物，多吃新鲜蔬菜和水果。

4. 坚持合理的运动锻炼。

辟谣 小分队

老人都说胎儿是七活八不活，是这样吗

这种认识是没有科学依据的。现在医学界认为，排除过期妊娠，胎儿在子宫内待的天数越多，存活可能性越大。正常孕妈妈怀孕 35 周以后，胎儿出生存活率可能性很大。而患有妊娠高血压综合征或者胎儿子宫内发育迟缓等特殊情况时，胎儿出生后存活率另当别论。随着现代医学的发展，早产儿的存活率大大提高了，孕妈妈不要轻信这种说法。

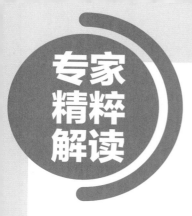

专家精粹解读

关注胎位

扫一扫，听音频

胎位不正有哪几种情况

孕 28 周以前，胎宝宝很小，羊水相对较多，胎宝宝的活动范围大，位置不固定；孕 32 周之后，胎宝宝长得很快，羊水相对较少，胎宝宝的位置相对固定。而此时如果胎宝宝在子宫内没有转成头部朝下、臀部朝上的姿势即为胎位不正。常见的胎位不正有以下几种情况：

① **臀位：**胎宝宝处在头上臀下姿势，分娩时臀部先露，或者脚或膝部先露的臀位，分为单臀、混合臀和足位。

② **横位：**分娩时手臂、肩部先露。

③ **复合先露：**胎宝宝的头部或臀部合并上肢脱出、同时进入骨盆者为复合先露。一般临床上头和手同时进入骨盆者多见，如不纠正，同样不能自然分娩。

④ **头位不正：**胎宝宝虽然是头部朝下，但也存在胎位不正，称为头位不正。

纠正胎位不正的最佳时间

是否需要纠正胎位不正，与妊娠周数有很大关联。纠正胎位不正的最佳时间可参考下表：

妊娠周数	胎位不正
孕 30 周之前	只需加强观察，这个时期，胎儿个体小、活动空间较大，胎位不固定，即使现在胎位不正，后期也可能自动转为正常胎位
孕 30~32 周	孕妈妈纠正胎位的最佳时间
孕 32 周以后	胎位基本固定，纠正有难度

纠正胎位不正的胸膝卧式

　　孕妈妈排空膀胱，松解裤带，保持胸膝卧位的姿势，每日 2~3 次，每次 15~20 分钟，连做 1 周。这种姿势可使胎臀退出骨盆，借助胎宝宝重心改变自然完成头先露的转位，成功率 70% 以上。做此运动的前提是没有脐带绕颈，并且羊水量正常。

胸膝卧式

两膝着地，胸部轻轻贴在地上。尽量抬高臀部。双手伸直或叠放于脸下。睡前做 15 分钟左右。

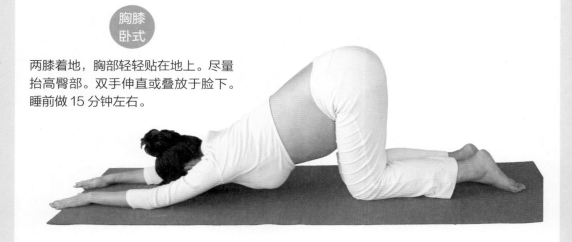

侧卧位法纠正胎位不正

　　横位或枕后位可采取此法。就是孕妈妈在睡觉的时候采取让胎宝宝背部朝上的姿势，通过重力使胎位得以纠正。又或者之前习惯左侧卧的孕妈妈现在改为右侧，而原本习惯右侧卧者现在改为左侧。

侧卧纠正

具体做法是：侧卧，上面的脚向后，膝盖微微弯曲。

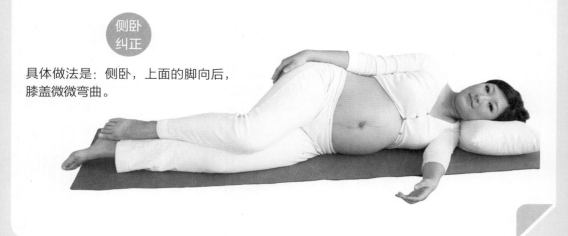

饮食指南：避免营养过剩

控制体重增长，每周最多增加 0.5 千克

整个孕期，孕妈妈体重增长 12.5 千克，基本符合正常要求，而孕晚期每周要求最多增加 0.5 千克。如果孕期孕妈妈体重增长超过 16 千克，不仅会增加妊娠高血压等并发症的风险，也会增加孕育巨大儿的风险，同时造成难产等。因此孕妈妈要注意控制体重增长，热量的摄入要适中，避免营养过量，体重过度增加。

孕晚期蛋白质的每日摄入量要增加至 85 克

孕晚期是胎宝宝发育最快的时期，每日蛋白质的摄入量要增加到 85 克为宜。如果蛋白质摄入严重不足，也是导致妊高征发生的危险因素，所以孕妈妈每天都应摄入充足的蛋白质，并注意优质蛋白质的比例应达到总蛋白质摄入量的一半。可通过瘦肉、去皮禽肉、蛋类、大豆及其制品等食物补充。

面粉 100 克
薏米 100 克　　＋　　罗非鱼 100 克　　＋　　鸡胸肉 100 克　　＋　　黄豆 50 克
小米 100 克

注：以上可提供蛋白质约 88 克

注意控制盐分和水分的摄入，预防水肿

盐中所含的钠会使水分潴留体内，引起水肿、高血压等。为了预防这些疾病，孕妈妈饮食要清淡，要多吃蔬菜、蘑菇等清淡的食物。而且这时候要减少盐分摄入，也要避免在外就餐。

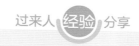
过来人 经验 分享

孕期要控制好体重

孕期一定要注意自己的体重控制，特别是第一胎生过巨大儿或做过剖宫产的。我头胎是男孩，出生时 4 千克，时隔 6 年生老二，整个孕期每次去产检，马大夫都说要控制体重。大概就是孕 8 月的一次产检，我觉得自己已经很注意了，可马大夫一改以往满面春风的笑脸，非常严肃地说："饮食一定要控制好，不然你和宝宝都有危险，我可没吓唬你。"可见，孕期的体重控制是多么重要。

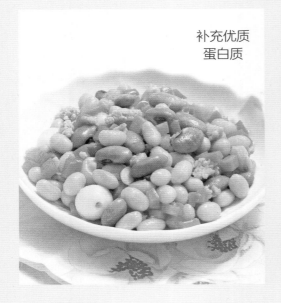

补充优质
蛋白质

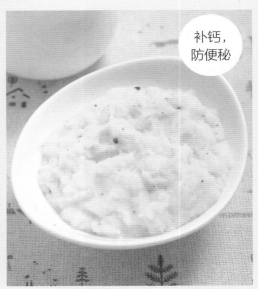

补钙，
防便秘

四喜黄豆

材料 黄豆120克，青豆、胡萝卜、莲子、
瘦肉各30克。

调料 盐、白糖、料酒、水淀粉各适量。

做法

❶ 将材料分别洗净后，瘦肉切粒，胡萝卜
去皮切粒，黄豆先用清水浸泡2小时
后煮熟备用，莲子煮熟。

❷ 在瘦肉粒中加适量盐、料酒、水淀粉腌
好，倒入油锅中炒熟，再加入黄豆、青
豆、胡萝卜粒和莲子。

❸ 将熟时，加入盐、白糖调味，再加入水
淀粉勾芡即可。

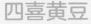 黄豆是最好的植物性优质蛋白质的
来源，加入瘦肉、胡萝卜等，荤素搭配，
营养更丰富。

奶酪土豆泥

材料 土豆200克，奶酪20克，牛奶
100毫升。

调料 黑胡椒碎、鸡汤、盐各适量。

做法

❶ 土豆去皮，煮至烂熟，碾压成泥，放入
小碗中；把奶酪、牛奶加入土豆泥中不
断搅拌均匀。

❷ 另取锅烧开鸡汤，放入黑胡椒碎，煮透
后加盐调味。

❸ 将调好的鸡汤倒入土豆泥中搅匀即可。

功效 奶酪富含钙质，土豆富含膳食纤维，
一起食用不仅能增强孕妈妈的体能，还有
助于缓解便秘和腿抽筋。

安全运动：改善腰背痛、四肢痛

运动准则

1. 活动四肢时，不可用力过猛。
2. 孕妈妈运动时可以做一会儿休息一会儿，间歇性练习既能避免过度疲劳，也可有效改善不适症状。
3. 运动前最好排空膀胱，使身体处于放松状态，更有助于改善腰背痛、四肢痛。

手臂运动：缓解肩背痛

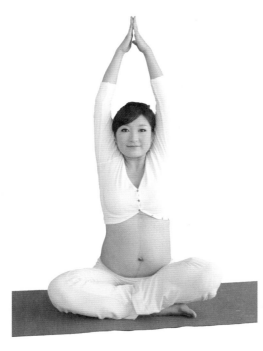

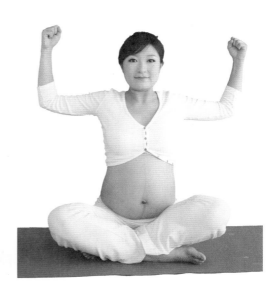

1 保持放松的坐姿，两肩向后倾的同时抬起双手，让肘部完全向上舒展后再放下，重复数次。

2 两手握拳，小臂和大臂呈90度角，向两边打开至最大。举起双臂时吸气，向下放时呼气，反复进行。

怀孕 8 个月的时候为什么总是感觉腰背痛?

马大夫答

这是一种正常现象,孕 8 月的时候,胎儿的身体迅速增长,孕妈妈的肚子明显增大。当孕妈妈站着的时候,向前突出的腹部使得身体重心前移,孕妈妈为了维持身体平衡,身体的上半部分就会后仰,长时间后仰会造成背部肌肉紧张,从而出现腰背酸痛的症状。因此孕期要避免长时间站立、行走。

这些症状不会造成严重后果,无须特殊治疗,分娩后就会自行消失。孕妈妈平常要注意保持正确的站、坐、卧姿势,做到立如松、坐如钟、卧如弓,增强腰背部肌肉的力量。

B 超显示羊水过少怎么办,会对胎宝宝产生不利影响吗?

马大夫答

羊水过少是指羊水量少于 300 毫升。羊水过少的原因可能是孕妈妈腹泻导致的脱水,还有可能是胎儿泌尿系统畸形,也有可能与其他胎儿畸形、孕妈妈高血糖等情况有关,这些都可能造成医源性早产,危害很大。所以一定要查找原因,如果是因为脱水导致,孕妈妈可以多喝水、进行静脉输液及吸氧。必要时还可以采用羊膜腔内灌注疗法,即在 B 超引导下用穿刺针经腹部向羊膜腔内注入适量的生理盐水,以改善羊水过少的状况。

如何应对孕晚期失眠?

马大夫答

孕晚期的失眠主要由孕妇体内激素变化、饮食习惯改变、尿频、食物过敏和抽筋这五大原因引起。

孕妈妈可以利用以下方法来改善睡眠:(1)营造舒适的睡眠环境;(2)睡前冲个热水澡;(3)选择半俯卧位睡姿(侧躺,一条腿弯曲,两腿之间放一个垫子,垫高脚的位置);(4)睡前吃点助眠食物;(5)拒喝含咖啡因的饮料;(6)睡前听听舒缓的音乐;(7)坚持散步和热身运动。

Part

9

怀孕第 9 个月

—— 孕 33~36 周 ——

提前做好分娩准备

孕妈妈和胎宝宝的变化

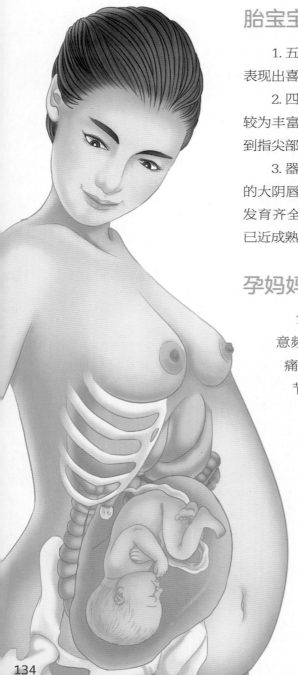

胎宝宝：有表情了

1. 五官：本月胎宝宝的听力已充分发育，还能够表现出喜欢或厌烦的表情。

2. 四肢：胎宝宝此时身体呈圆形，四肢皮下脂肪较为丰富，皮肤的皱纹相对减少，呈淡红色，指甲长到指尖部位。

3. 器官：男宝宝的睾丸已经降至阴囊中；女宝宝的大阴唇已隆起，左右紧贴在一起，性器官、内脏已发育齐全。第33周，胎宝宝的呼吸系统、消化系统已近成熟。到了第36周，两个肾脏已发育完全。

孕妈妈：体重增长快

1. 由于胎头下降压迫膀胱，孕妈妈会感到尿意频繁。骨盆和耻骨联合处有酸痛不适感，腰痛加重。有些孕妈妈还会感到手指和脚趾的关节胀痛。

2. 这个月末，孕妈妈体重的增长已达到高峰。现在需要每周做1次产前检查。如果胎宝宝较小，医生会建议你增加营养；如果宝宝已经很大，医生会让你适当控制饮食，避免后期分娩困难。

留心脐带绕颈

什么是脐带绕颈

脐带缠绕是脐带异常的一种情况，其中最为常见的是脐带缠绕宝宝的颈部，即脐带绕颈。脐带绕颈一般与脐带的长度、胎动、羊水量有关。胎宝宝在母体内并不老实，他在空间并不是很大的子宫内经常活动，这时就有可能导致脐带绕颈。

脐带绕颈要特别注意什么

1. 监测胎动。脐带绕颈过紧，胎儿会出现缺氧，而胎动异常是缺氧的最早表现。孕妈妈可在家中每天进行2次胎动自我监测，以了解胎宝宝的宫内情况，发现问题及时就诊。

2. 加强围产期的保健，生活规律，保证充足的休息，保持睡眠左侧卧位。

3. 饮食合理，远离烟酒，避免食用没有熟透的、辛辣刺激性强的食物。

4. 运动时动作宜适度、轻柔。运动胎教不可过于频繁，时间不宜过长，以10~15分钟为宜。

脐带绕颈能顺产吗

脐带绕颈能否顺产一般与脐带绕颈的具体情况有关。

1. 如果脐带绕颈不紧或压迫程度较轻，也无缺氧情况发生，不会对胎儿造成太大威胁，这种情况下可选择顺产。

2. 如果脐带绕颈周数多或造成胎儿窘迫，这些情况下选择顺产有一定的危险，可选择剖宫产。如果非要选择顺产，分娩过程中就要密切关注孕妈妈和胎儿的变化，进行全程胎心监护，及时判断胎盘功能是否良好、定期进行阴道检查了解分娩进展情况，如果发现异常，立即进行剖宫产。

胎心监护

胎心监护的时间是多久

在怀孕 34 周后，孕妈妈每周去医院产检时都要进行胎心监护，目的是通过监测胎动和胎心率来判断胎儿在母体内的状况是否正常。胎心监护每次最少 20 分钟，需要详细记录下胎宝宝的活动情况。

胎心监护时要让胎宝宝醒着

做胎心监护时，胎宝宝处于醒着的状态，这样对监测更有利。孕妈妈可以轻微抚摸腹部，也可以在做胎心监护检查前的 30 分钟吃点巧克力或甜点，以唤醒胎宝宝。

读懂胎心图

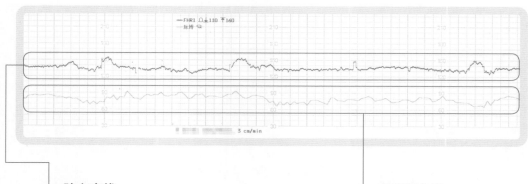

胎心率线

胎心监护仪上主要有两条线，上面一条是胎心率，正常情况下波动在 120~160 次 / 分，多为一条波形曲线。胎动时心率会上升，出现一个向上突起的曲线，胎动结束后会慢慢下降。胎动计数 > 30 次 /12 小时为正常，胎动计数 < 10 次 /12 小时提示胎儿缺氧。

宫内压力线

下面一条线表示宫内压力，反映子宫收缩情况，有宫缩时会增高，随后会保持在 20 毫米汞柱左右。

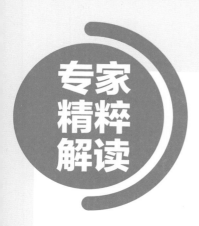

专家精粹解读

想想怎么生，顺还是剖

正常情况下，每个妈妈都该自然分娩

正常情况下，孕妈妈都该采用自然分娩的方式，这样不仅符合自然规律，且有利于身体恢复。另外，自然分娩的宝宝有较强的抵抗力，自然分娩对宝宝的肺部、大脑、神经、感觉系统的发育都有好处。

高龄初产妇一定要剖宫产吗

35 岁以上的高龄初产妇，如果诊断患有妊娠合并症者，需要进行剖宫产。正常情况的高龄初产妇，只要孕期注意饮食、运动、体重变化，保证按时产检、监测血压等，是可以进行顺产的。

二孩妈妈是顺还是剖

二孩孕妈妈如果第一胎是顺产，第二胎可根据胎宝宝体重等综合情况决定分娩方式。

如果第一胎是剖宫产，第二次怀孕需要在综合评估孕妈妈的身体、胎儿的大小状况，并参考前一次剖宫产的原因及方式的基础上做出选择。如果第一次剖宫产是因为骨盆狭窄，那么第二次也要采用剖宫产。如果第二次怀孕与第一次剖宫产时间间隔 2 年，子宫已经完全愈合，且不存在其他因素的影响，第二胎也有顺产可能。

双胞胎妈妈顺产概率有多大

双胞胎孕妈妈一般剖宫产的概率比较高，但是如果胎位合适、孩子体重适宜，是有顺产可能的，并且医生也会鼓励孕妈妈进行顺产。顺产时通常一个胎儿出生后，另一个会间隔 20 分钟左右出生。但是如果不具备顺产条件，就要采取剖宫产。

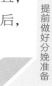

你，顺产吗

顺产恢复快，也有利于母乳喂养

顺产的妈妈生产时不受麻醉和手术影响，且分娩的阵痛使产后子宫收缩能力增强，帮助新妈妈尽快排出恶露，复原子宫，减少产后出血。顺产的妈妈产后恢复快，当天可以下床走动，3~5天就可出院。此外，顺产能帮助妈妈调节体内激素，促使乳汁分泌，对母乳喂养有利。

顺产可锻炼宝宝的肺功能和平衡力

顺产时，子宫是处于有节律的收缩状态，这样胎宝宝的胸部随之受到压缩或扩张，有利于胎宝宝的肺部功能和平衡力的锻炼。与此同时，分娩时产道挤压以及宫缩，还能挤出胎宝宝呼吸道里面的羊水，降低新生儿吸入性肺炎、湿肺发生的概率。

顺产的决定要素：产力

产力是指将胎儿和胎盘从子宫经产道娩出的力量。它的主要力量来源于子宫收缩力，宫缩有一定的强度、频率，呈阵发性，从宫底开始朝着宫颈口推进，

使宫颈口逐渐打开，与此同时挤压胎儿使其向宫颈口前行。

胎宝宝的努力也是顺产成功的重要因素，胎宝宝在弯曲迂回的产道里向前推进时，会扭转头和身体，使自己适应产道并顺利通过。

顺产的决定要素：产道

产道就是胎儿从母体分娩时经过的通道，由骨产道和软产道两部分组成。

1 **教你认识骨产道：** 骨产道就是骨盆，是一个不规则的、向前弯的、前壁稍短的筒形通道。通过对骨盆入口和出口尺寸的测量，然后与胎儿的头颅大小做比较，以此来决定胎儿能否顺利通过。分娩时，胎儿首先经过骨产道，骨产道越大，胎儿分娩越顺利；骨产道越小或有畸形，胎儿通过将会受阻，可能引发难产。

2 **教你认识软产道：** 软产道是由子宫下段、宫颈、阴道及骨盆底软组织组成的弯曲产道。分娩时，子宫颈随着子宫的收缩先展开变薄、颈口逐渐开大，然后阴道也扩张了，以使胎头通过。软产道如果有畸形或水肿情况，也会对分娩造成不利影响。

无痛分娩是顺产的特需服务

扫一扫，听音频

什么是无痛分娩

无痛分娩是几乎没有疼痛的自然分娩，医学上称为"分娩镇痛"，指使用不同方法使产妇在分娩时的疼痛感减轻，甚至消失。

无痛分娩一般有药物镇痛分娩、精神减痛分娩、水中分娩、硬膜外阻滞镇痛分娩等方法。

目前应用最为普遍的是硬膜外阻滞镇痛分娩法，具体做法是在产妇的硬膜外腔注射适量浓度的局部麻醉药及止痛剂，阻断硬膜外腔组织对子宫感觉神经的支配，减少产妇在分娩过程中的疼痛。麻醉药一般剂量小，不影响产妇在分娩中的配合。

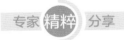
专家 精粹 分享

无痛分娩一点也不痛吗

由于不同个体对疼痛的耐受力不同、不同体质对麻醉药物的敏感度不同等，造成无痛分娩时产妇对疼痛的感受存在差异。在无痛分娩过程中，大多数产妇可以达到无痛且能感受到子宫收缩的状态，也有极少数在无痛分娩时还是会感受到疼痛，存在无痛分娩失败的情况。选择无痛分娩方式时应慎重。

无痛分娩的费用是多少

一般情况下，无痛分娩的费用在800~3000元，不同地区、不同医院费用有所差别，此外，还要考虑产妇的身体状况、分娩前检查、分娩中遇到的问题及分娩后恢复状态等因素，如分娩前检查发现产妇有妇科炎症，这种情况的无痛分娩较正常费用高些。

无痛分娩的费用与顺产相比，要贵500~800元；与剖宫产相比，要便宜1500元左右。

所有孕妈妈都可以选择无痛分娩吗

不是所有的孕妈妈都可以选择无痛分娩的，存在以下情况的孕妈妈不适合无痛分娩：

1. 孕妈妈血压特别高、宫腔内有感染或前置胎盘、胎盘早剥、有胎儿缺氧等。

2. 孕妈妈妊娠并发心脏病，有药物过敏史、腰部有外伤史等。

3. 孕妈妈对麻醉、镇痛药物耐受力强或过敏等。

4. 孕妈妈的凝血功能存在异常等。

会被侧切吗

什么是会阴侧切

孕妈妈阴道口与肛门之间的软组织称为会阴。会阴侧切是指在分娩过程中，当胎儿的头快露出阴道口的时候，医生会在产妇的会阴附近进行局部麻醉，接着用剪刀剪开会阴，这样可以使产道口变宽，使胎儿的产出更为顺利。

哪些情况需要侧切

不是所有的阴道分娩都必须做会阴侧切。如果产妇会阴肌肉弹性强，能够让胎宝宝顺利通过，就没必要做会阴侧切。产妇如果不想做侧切，可以先跟医生商量好，让医生在情况允许时尽量避免侧切。

存在以下情况，最好做会阴侧切，以免发生危险：

1. 会阴组织弹性差、阴道口狭小或会阴部有炎症、水肿时，胎宝宝娩出时可能会发生会阴部严重撕裂的，最好做侧切。

2. 胎宝宝较大、胎位不正、产力不强、胎头被阻于会阴的，必须做侧切。

3. 35 岁以上的高龄产妇，或者有心脏病、妊娠高血压等高危妊娠时，必须做侧切。

4. 子宫口已开，胎头较低，但是胎宝宝胎心率发生异常变化或节律不齐，并且羊水混浊，就必须做侧切。

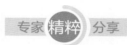

专家精粹分享

如何看待生产中的"二茬罪"

很多孕妈妈担心选择顺产万一生不下来，顺转剖要受二茬罪，觉得还不如一开始就选择剖。对于这种情况，孕妈妈要持有正确的态度。适合顺产的孕妈妈需要控制体重并做好阴道分娩的心理、生理准备及知识储备，可在医生的指导下进行适度运动，增加韧带弹性和肌肉力量，这样可以减少分娩痛苦。

其次，自然分娩和剖宫产这两种分娩方式不是一成不变的，当自然分娩出现危及孕妈妈和胎儿安全的情况时，就要改为剖宫产，以保证分娩的顺利进行。

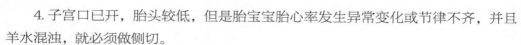

剖宫产是无奈之下的最好选择

剖宫产存在的风险与问题

1. 手术增加产妇大出血和感染的可能性，产后出现各种并发症的可能性是自然分娩的十几倍，疼痛和恢复时间也较长。

2. 剖宫产创伤面大，产妇容易患羊水栓塞，羊水进入血液威胁产妇生命。也给日后再孕带来了难度，即便2年以后再次怀孕，子宫也存在破裂的可能性。

3. 剖宫产也可能使孕妈妈由于因未仔细核对预产期而产下未真正发育成熟的胎宝宝而造成医源性早产，引发一系列早产儿并发症，如颅内出血、视网膜病，甚至危及宝宝生命。

4. 剖宫产后的宝宝未经产道挤压，发生湿肺、免疫力低下、感统失调等的概率较顺产儿大。

剖宫产比顺产更有利于保持身材

有的孕妈妈认为顺产的时候骨盆完全打开，以后想恢复身材就非常困难了，而剖宫产虽然挨了一刀，却不会让身材走样。其实这是不科学的。因为骨盆的张开和扩大是在孕期就发生的，并不是生产那一刻才发生，而且相比而言，顺产的妈妈可以早下床活动，更有利于产后恢复。

在哪些情况下应该选择剖宫产

胎宝宝存在以下情况要行剖宫产

（1）胎宝宝过大，导致孕妈妈的骨盆无法容纳胎头。

（2）胎宝宝出现宫内缺氧，或者分娩过程中缺氧，短时间不能顺利分娩。

（3）胎位不正，如横位、臀位，尤其是足先入盆、持续性枕后位等。

（4）产程停滞，胎宝宝从阴道娩出困难。

孕妈妈存在以下情况要行剖宫产

（1）骨盆狭窄或畸形。

（2）有软产道的异常，如子宫发育不良、子宫脱垂。

（3）患严重妊娠高血压疾病，无法承受自然分娩的。或者有其他严重妊娠并发症，如并发心脏病、糖尿病、慢性肾炎等。

（4）检查发现软产道坚韧，胎儿无法通过的高龄初产妇。

（5）前置胎盘或胎盘早剥。

（6）有多次流产史或不良产史的孕妈妈。

学习拉梅兹呼吸法，缓解分娩痛

什么是拉梅兹呼吸法

拉梅兹呼吸法，即通过对神经肌肉控制、产前体操及呼吸技巧的训练，有效地让孕妈妈在分娩时转移疼痛，适度放松肌肉，能够充满信心地、镇定地面对分娩过程中的疼痛，从而达到加速产程并让胎宝宝顺利娩出的目的。

第一阶段：胸部呼吸法

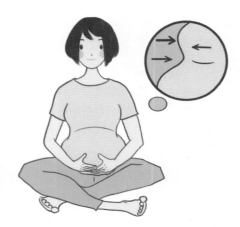

应用时机： 当可以感觉到子宫每5~20分钟收缩一次，每次收缩30~60秒的时候。

练习方法： 孕妈妈学习由鼻子深深吸一口气，随着子宫收缩就开始吸气、吐气，反复进行，直到阵痛停止再恢复正常呼吸。

作用及练习时间： 胸部呼吸法是一种不费力且舒服的减痛呼吸方式，每当子宫开始或结束剧烈收缩时可以使用。

第二阶段："嘶嘶"轻浅呼吸法

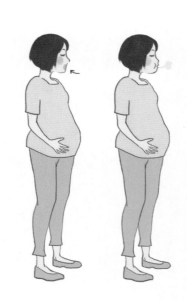

应用时机： 宫颈开至3~7厘米，子宫的收缩变得更加频繁，每2~4分钟就会收缩一次，每次持续45~60秒的时候。

练习方法： 用嘴吸入一小口空气并保持轻浅呼吸，让吸入及吐出的气量相等，完全用嘴呼吸，保持呼吸高位在喉咙，就像发出"嘶嘶"的声音。

作用及练习时间： 随着子宫开始收缩，采用胸式深呼吸，当子宫强烈收缩时，采用轻浅呼吸法，收缩开始减缓时恢复深呼吸。练习时由连续20秒慢慢加长，直至一次呼吸练习能达到60秒。

第三阶段：喘息呼吸法

应用时机：当子宫开至7~10厘米时，感觉到子宫每60~90秒钟就会收缩一次，这已经到了产程最激烈、最难控制的阶段了。

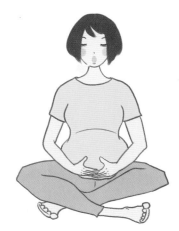

练习方法：先将空气排出后，深吸一口气，接着快速做4~6次的短呼气，感觉就像在吹气球，比"嘶嘶"轻浅式呼吸更浅，也可以根据子宫收缩的程度调控速度。

作用及练习时间：练习时由一次呼吸练习持续45秒慢慢加长至一次呼吸能达90秒。

第四阶段：哈气运动

应用时机：进入第二产程的最后阶段，想用力将宝宝从产道送出，但是此时医生要求不要用力，以免发生阴道撕裂，等待宝宝自己挤出来。

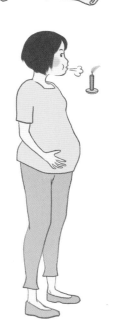

练习方法：阵痛开始，先深吸一口气，接着短而有力地哈气，如浅吐1、2、3、4，接着大大地吐出所有的"气"，就像很费劲地吹一样东西。

作用及练习时间：直到不想用力为止，练习时每次需达90秒。

第五阶段：用力推

应用时机：此时宫颈全开了，助产士也要求产妇在即将看到胎儿头部时，用力将其娩出。

练习方法：产妇下巴前缩，略抬头，用力使肺部的空气压向下腹部，完全放松骨盆肌肉。需要换气时，保持原有姿势，马上把气呼出，同时马上吸满一口气，继续憋气和用力，直到宝宝娩出。当胎头已娩出产道时，产妇可使用短促的呼吸来减缓疼痛。

作用及练习时间：每次练习时至少要持续60秒。

饮食指南：少而精

饮食以量少、丰富为主

孕晚期的饮食应该以量少、丰富、多样为主。多食富含优质蛋白质、矿物质和维生素的食物，但要适当控制进食量。也就是重质不重量，经常食用营养密度高的食物（具体见第 145 页）。

要少食多餐，减轻胃部不适

孕晚期胎宝宝的体形迅速增大，孕妈妈的胃受到压迫，饭量也随之减少。有时孕妈妈虽然吃饱了，但并未满足营养的摄入需求，所以应该少食多餐，以减轻胃部不适。

孕妈妈要多摄入一些蛋、鱼、肉、奶、蔬菜和水果等，主要是增加蛋白质、钙、铁的摄入量，以满足胎宝宝生长的需要。

饮食宜选择体积小、营养价值高的浓缩食物，如动物性食物等，减少一些谷类食物的摄入量。要注意热量不宜增加过多，还要适当限制盐和糖的摄入量。做到定期称体重，观察尿量是否正常。

补充维生素 C 降低分娩危险

维生素 C 有助于羊膜功能的稳定，在怀孕前和怀孕期间未能得到足够维生素 C 补充的孕妈妈容易发生羊膜早破。因此，孕妈妈在妊娠期间补充充足的维生素 C，可以降低分娩风险。

在怀孕期间，由于胎宝宝发育占用了不少营养，所以孕妈妈体内的维生素 C 及血浆中的很多营养物质都会下降，应当多吃一些富含维生素 C 的水果和蔬菜，如猕猴桃、橙子和西蓝花等。

适当吃些富含维生素 B_1 的食物

孕 9 月，孕妈妈可适当多吃些富含维生素 B_1 的食物。如果维生素 B_1 不足，易引起呕吐、倦怠、体乏，还可影响分娩时的子宫收缩，导致产程延长，分娩困难。

谷类中，粗制大米、面粉含维生素 B_1 较多；蔬菜中，豌豆、蚕豆等维生素 B_1 含量较多；动物性食品中，海鱼、畜肉、动物内脏、蛋类中维生素 B_1 含量较多。

多吃高锌食物有助于分娩

锌能增强子宫有关酶的活性，促进子宫收缩，使胎宝宝顺利娩出。在孕晚期，孕妈妈需要多吃一些富含锌元素的食物，如牛瘦肉、海鱼、紫菜、牡蛎、蛤蜊、核桃、花生、栗子等。特别是牡蛎，含锌量最高，可以适当多食。

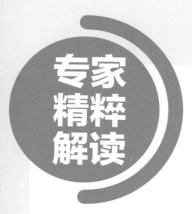
高营养密度食物

营养密度是指单位热量的食物所含某种营养素的浓度，也就是说一口咬下去，能获得更多有益成分的，就是营养密度高的食物；相反，一口咬下去，吃到的是较高的热量、较多的油脂，就是营养密度低的食物。

营养密度
低的食物
>
往往会引起肥胖、
"三高"、癌症等
慢性病
>

高糖、高添加剂食物

方便面、起酥面包、蛋黄派、油条等。

高盐食物

咸菜、榨菜、腐乳等。

高脂食物

肥肉、猪皮、猪油、奶油、棕榈油、鱼子等，以及炸鸡翅、炸薯条、油条等油炸食品。

饮料

碳酸饮料、甜饮料等。

营养密度
高的食物
>
**增强人体
抵抗力**

∨

新鲜蔬菜、水果
粗粮
鱼虾类
瘦肉、去皮禽肉
奶及奶制品
大豆及其制品

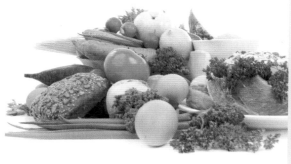

Part 9 怀孕第9个月
孕33~36周 提前做好分娩准备

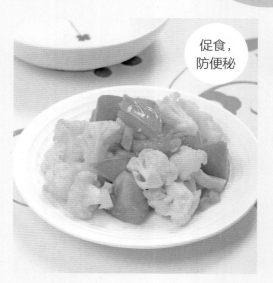

促食，
防便秘

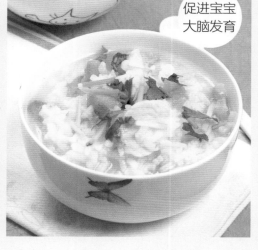

促进宝宝
大脑发育

番茄炒菜花

材料 菜花 300 克，番茄 100 克。

调料 葱花 3 克，番茄酱 5 克。

做法

❶ 菜花去柄，洗净后切成小朵；番茄洗净，去蒂，切块。

❷ 锅置火上，倒入清水烧沸，将菜花焯一下捞出。

❸ 锅内倒油烧至六成热，下葱花爆香，倒入番茄块煸炒，加入番茄酱、菜花，翻炒至熟即可。

功效 番茄中含有的维生素 C 可以增强母体的抵抗力，促进胎儿生长发育；菜花营养丰富，特别是维生素 C、膳食纤维含量高。二者搭配有利于孕妈妈消食、缓解疲劳、预防便秘。

生滚鱼片粥

材料 草鱼肉 30 克，鸡蛋清 1 个，大米 50 克。

调料 香菜段、葱花、姜丝、盐、料酒、淀粉各适量。

做法

❶ 将草鱼肉洗净，切成片，放入碗中，加鸡蛋清、盐、料酒、淀粉上浆；大米淘洗干净。

❷ 锅内倒油烧热，爆香葱花、姜丝，倒入清水、料酒烧沸，下大米煮沸，用小火熬至粥稠，加入鱼片煮至变色，用盐调味，撒上香菜段即可。

功效 草鱼富含优质蛋白质，肉嫩而不腻，可以开胃、提高免疫力。同时草鱼富含不饱和脂肪酸，是胎宝宝大脑发育必需的营养物质。

安全运动：促进顺产的缩阴运动

运动准则

1. 以柔和舒缓为主，调整运动强度，减少运动频率和运动时间。孕妈妈要注意自己身体的耐受力，不要勉强做比较困难的动作，避免身体疲劳。
2. 进行针对性的运动练习。对身体出现明显不适部位，如腰背疼痛、腿脚水肿、耻骨痛等，孕妈妈宜在医生的指导下进行针对性训练，以缓解不适。

缩紧阴道运动

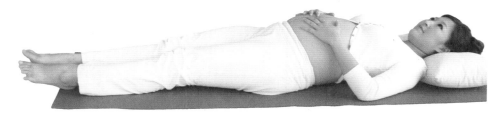

1 平躺，吸气，同时慢慢地尽量用力紧缩阴道，注意不要把力量分散到其他部位。

2 呼气，同时慢慢放松下来。吸气时数到8，重复5次之后稍作休息。

分腿运动

1 在平躺的姿势下将膝盖向上举。用嘴慢慢呼气的同时，按住膝盖并抬起上半身。

2 用鼻子吸气并恢复平躺姿势，重复5次之后稍作休息。

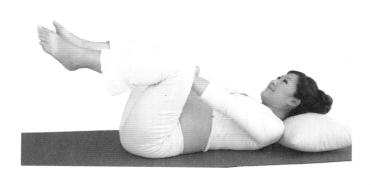

胎宝宝偏小1周，预产期也会跟着推后吗？

马大夫答

要知道，预产期并不是那么准确的，提前2周或推后2周都是正常的。而且胎宝宝偏小1周也有可能是预产期计算错误导致的，所以不要过于担心。

羊水过多怎么办？

马大夫答

在妊娠的任何时期，羊水量如果超过2000毫升，则称为羊水过多。一般轻度的羊水过多不需要进行特殊处理，大多数在短时间内可以自行调节。如果羊水量特别多，孕妈妈就需要去医院进行诊治，医生会根据不同情况采取不同的措施。羊水过多的孕妈妈日常要注意休息、低盐饮食，要注意预防胎盘早剥、产后出血。

为什么孕晚期更要注意控制体重？

马大夫答

孕晚期胎宝宝生长很快，胎宝宝所需的营养都是从孕妈妈体内获取的，如果孕妈妈进食过多，容易导致营养过剩，也容易引发肥胖、妊娠高血压、妊娠糖尿病等并发症，还容易生出巨大儿，造成分娩时的难产，增加剖宫产的概率。并且生下的宝宝将来肥胖的概率也较高，所以越是到孕晚期越要注意饮食，多吃富含优质蛋白质、维生素的低脂肉类、蔬菜，增加豆类、粗粮等的摄取，控制糖分和脂肪。

孕晚期不能有性生活吗？

马大夫答

孕晚期孕妈妈肚子明显增大，子宫也增大，对外界刺激非常敏感，性生活容易引起子宫收缩而导致早产或产后大出血，因此孕晚期要节制性生活，以胎宝宝的安全为主。

Part

10

怀孕第 10 个月

—— 孕 37~40 周 ——

终于要和宝宝
见面了

孕妈妈和胎宝宝的变化

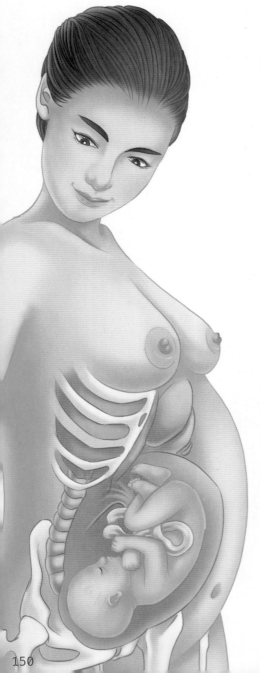

胎宝宝：长成了漂亮的小人儿

1. 五官：第37周时，胎宝宝现在会自动转向光源，这是"向光反应"。

2. 神经：胎宝宝的感觉器官和神经系统可对母体内外的各种刺激做出反应，能敏锐地感知母亲的思考，并感知母亲的心情、情绪以及对自己的态度。

3. 四肢：手脚的肌肉已很发达，骨骼已变硬，头发已有三四厘米长了。

4. 器官：身体各部分器官已发育完成，其中肺部是最后一个成熟的器官，在宝宝出生后几小时内它才能建立起正常的呼吸模式。

孕妈妈：即将分娩

1. 这个月孕妈妈会感到下腹坠胀，这是因为胎宝宝在妈妈肚子里位置下降了，不过呼吸困难和胃部不适的症状开始缓解了。只是随着体重的增加，行动越来越不方便。

2. 孕妈妈在这几周都会很紧张，有些孕妈妈还会感到心情烦躁焦虑，这也是正常现象。要尽量放松，注意休息，密切注意自己身体的变化，随时做好临产准备。

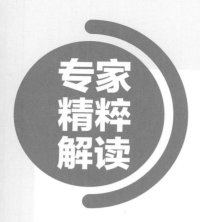

临产三大征兆

见红

见红是即将分娩的一大信号，因为胎宝宝即将离开母体时，包裹着他的包膜与子宫开始剥落，于是出血，多表现为阴道血色分泌物。并不是见红了就立即分娩，一般见红后很快会出现规律性的宫缩，然后进入产程。因此，见红后要做好随时住院的准备。

宫缩

宫缩也就是阵痛，只有出现规律的宫缩，才是真正进入产程了。如果肚子一阵阵发硬、发紧，疼痛无规律，这是胎儿向骨盆方向下降所致，属于前期宫缩，可能 1 小时宫缩一次，持续几秒转瞬即逝。当宫缩开始有规律，一般初产妇每 10~15 分钟宫缩一次，经产妇每 15~20 分钟宫缩一次，并且宫缩程度一阵比一阵强，每次持续时间延长，这就表示很快进入产程了。

破水

破水就是包裹胎儿的胎膜破裂了，羊水流了出来。破水一般在子宫口打开到胎儿头能出来的程度时出现。有的人在生产的时候才破水，有的人破水成为临产的第一先兆。一旦破水，应保持平躺，无论有无宫缩或见红，必须立即去医院。

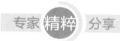

不是每个产妇都同时有这些临产征兆

见红、宫缩、破水都是非常有力的临产征兆，这三者没有固定的先后顺序，也并不是所有的产妇都会出现这些临产先兆。有的产妇宫口全开了都没有发生破水，而是胎儿娩出和破水同时发生；有的出现假性宫缩后很快就进入规律宫缩，宫口打开得也很快，整个生产过程非常迅速；还有的产妇虽然前期宫口开得快，后期却慢了下来……总之，了解临产先兆，配合个人的自我感觉，随时咨询医生，才是安全的做法。

了解顺产三大产程

什么是三大产程

　　自然分娩是指从规律性子宫收缩开始到胎儿胎盘娩出为止的全过程，称为"总产程"，总产程分为三个阶段，即三大产程。

第一产程

指子宫闭合至开到 10 厘米左右的阶段，可以持续 24 小时。

第二产程

指从宫颈口全开到胎宝宝娩出的阶段，一般需 1 小时左右，不超过 2 小时。

第三产程

指从胎宝宝娩出到胎盘娩出的阶段，需 5~30 分钟。

第一产程图解

　　根据子宫颈的扩张程度可分为潜伏期与活跃期。潜伏期：子宫颈扩张至约 3 厘米时，子宫会产生渐进式收缩，并产生规律的阵痛；活跃期：子宫颈扩张从 3 厘米持续进展至 10 厘米。初产妇需经历 4~8 小时，经产妇为 2~4 小时。宫颈口张开过程如下图所示：

宫颈口

产程开始前的宫颈口

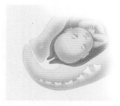
宫颈口已经开始打开

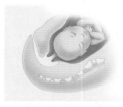
宫颈口继续打开

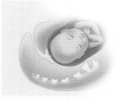
宫颈口开始缩回

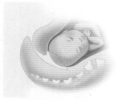
宫颈口完全缩回，宝宝的头开始进入阴道

第二产程图解

当宫颈口全开以后，就进入第二产程了。这时胎头会慢慢往下降，产妇会感到疼痛的部位也逐渐往下移。胎头逐渐经由一定方向旋转下降，最后娩出。

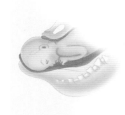 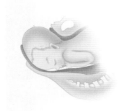 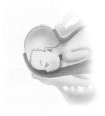 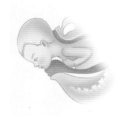

宝宝的头娩出，脖子抵达阴蒂

宝宝的头娩出，可以看到外阴

宝宝的头娩出，会阴出现松弛

宝宝的头完全娩出外阴

第三产程图解

产妇自动娩出胎盘所需时间一般为 5~15 分钟，最多不超过 30 分钟，如果宝宝生出后 30 分钟胎盘仍不排出，则需医生用手取出。

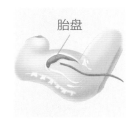

胎盘

宝宝娩出后，胎盘的位置

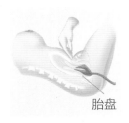

医生按压腹部和子宫，加速胎盘的排出

胎盘

顺产过程需历时多久

对于生产不要抱有恐惧，生孩子不会生上十天八天的，从真正动产到胎儿娩出一般是 24~48 小时。发生滞产的情况下，医生会及时采取干预措施。那些来来回回进产房的情况都是假临产所致，并不是真的生了那么久，因此要克服恐惧心理，顺其自然，生孩子必定是水到渠成的。

三个产程之间一般没有明显的界线，尤其从第一产程到第二产程，要做到不着急、不烦躁、充满信心，在宫缩间歇期争取时间休息和进食，保存体力，才能顺利过关。

注意事项

第一产程
不要过分
消耗体力

① 均匀呼吸，不用力。

② 放松心情，听听音乐或聊聊天。

③ 阵痛间隙休息、进食两不误。

④ 勤排小便，促使胎头下降。

⑤ 如果没破水，不妨下地活动。

第二产程
把该使的
劲儿都使上

① 用尽全力，屏气使劲。

② 宫缩的时候正确用力，宫缩过后及时放松。

第三产程
完美收尾

① 不要过于用力。

② 产后 24 小时严密观察出血量。

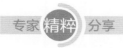
专家 精粹 分享

产后 6~8 小时解小便

自然分娩的新妈妈第一次排尿非常重要。因为膀胱在分娩过程中受到挤压，导致敏感度降低，容易出现排尿困难，而充盈的膀胱会影响子宫的收缩，所以产后 6~8 小时内最好进行第一次排尿，以防止产后尿潴留。

如果出现排尿困难，可以采取下面的方法进行缓解：（1）打开水龙头，诱导尿感。（2）让家人帮助按摩小腹下方。（3）用热水袋敷小腹。

面对产后第一次排尿，新妈妈不要有心理负担，尽量放松心情。如果尝试了上述办法还排不出或者有排不净感，应及时咨询医生。

如何看待分娩痛

分娩痛到底有多疼

分娩的疼痛一般是缓慢袭来的，虽然很痛，但大多是产妇可以承受的。

缓解分娩疼痛的妙招

来回踱步

当阵痛不是很强烈时，孕妈妈可以下床在医院内四处走走，调节一下情绪，也能帮助你忘记疼痛，这比在床上躺着更舒服。此外，多做一些活动，既有助于缓解疼痛，还有助于顺利分娩。

想象放松法

可以想象眼前是一片开满鲜花的原野，或者想象宝宝出生时的可爱模样等，这有助于减轻心理上对分娩痛的恐惧，也是在分娩中保持平静的好方法。

合适的抓握物

在经历阵痛时很想抓握一个东西，如手、枕头、被子或栏杆等，这样可以让产妇感到有所支撑，帮助其维持自我控制。

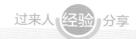
过来人 经验 分享

生孩子没有想象的那么可怕

生孩子这事儿，生理上的疼痛是有的，但我觉得克服心理上的恐惧更重要。我生老大的时候也很紧张，生老二的时候就觉得有谱多了，宫缩规律了才去医院。可能经过第一次的生产以后，宫颈口的扩张更容易了，我的整个生产过程进行得都很顺利。最主要的是，我没有像生第一胎的时候那么紧张，所以明显感觉不像第一次生的时候那么疼了。

对于即将生产的孕妈妈们，千万别自己吓自己，否则只会加重疼痛感。还有一点我要提醒大家，生产过程中一定要配合并相信你的医生或助产士，在她们的指挥下适当用力，这样能很大程度减轻疼痛，并顺利生产。

顺产前的饮食

临产前要少食多餐

一般从规律性的宫缩开始到正式分娩要经历 12 小时以上，而这期间会消耗大量的体能，产妇需要持续不断地补充热量才能有足够的体力生产。这时可以少食多餐，一天安排 4~5 餐，可以勤吃，但不要吃得过饱，否则容易引起腹胀、消化不良，反而影响生产。

生产过程中吃什么能提高产力

生产是非常消耗体力的，但是产妇肠胃分泌消化液的能力降低，蠕动功能减弱，要选择清淡、易消化、高碳水化合物的饮食为好，比如烂面条、牛奶、面包等都可以，不要吃不易消化的高脂食物。

分娩时，孕妈妈还可以吃些巧克力，每 100 克巧克力含碳水化合物 55~66 克，能够迅速提供热能，有助于补充体力。

产程中要注意补水，可以直接喝水，也可以喝点牛奶、蜂蜜水、鲜榨果汁等补充体力。

如果实在吃不下要告诉医生

在生产时，如果没食欲，什么也吃不下，这种情况一定要告诉医生，医生会根据产妇的情况输葡萄糖、生理盐水或其他药物，以补充营养，提供热量。如果不及时补充热量，产妇就会体力不支，导致分娩困难，甚至出现难产。

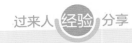

过来人 经验 分享

帮助生产的小偏方

我生产的时候，婆婆给我熬了点汤汁喝，我觉得效果还挺好的。就是用羊肉 300 克，切小块后焯水备用，然后把焯后的羊肉和红枣 100 克、黄芪 15 克、当归 15 克加水一起熬煮 1 小时左右，滤出汤加点红糖喝。不知道是心理作用还是真的有效，反正我喝了以后觉得生的时候还挺有劲的。

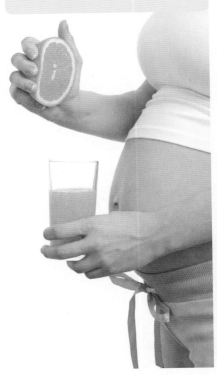

剖宫产前的饮食

扫一扫，听音频

手术前 12 小时禁食

一般情况下，产妇剖宫产手术前 12 小时内不要再进食了。如果进食，一方面容易引起肠道充盈及胀气，影响整个手术的进程，还有可能会误伤肠道；另一方面，产妇剖宫产后，失血比自然分娩多，身体会很虚弱，发生感染的机会较大，有些产妇还会因此延长术后排气时间，对产后身体恢复不利。

手术前 6 小时不宜再喝水

手术前 6 小时不宜再喝水，因为手术前需要麻醉，麻醉药物对消化系统有影响，可能会引起孕妈妈恶心、呕吐，禁水可以减少这些反应，避免呕吐物进入气管引发危险。

剖宫产前要服滋补品

很多人认为剖宫产出血较多，在进行剖宫产手术前吃一些西洋参、人参等补品增强体力。其实这非常不科学，参类补品中含有人参皂苷，有强心、兴奋的作用，服用后可能会使产妇过于兴奋，影响手术的顺利进行。此外，服用人参对伤口的恢复也不利。

剖宫产前饮食要清淡

手术前的饮食以清淡为宜，辣椒、姜、蒜等辛辣刺激性食物会增加伤口分泌物，影响伤口愈合，因此术前不宜过多食用。而肥腻食物同样不利于术后的恢复。因此，手术前产妇适宜吃一些清淡的粥、小菜等。

少吃易产气的食物

手术前尽量少吃产气的食物，如黄豆、豆浆、红薯等，因为这些食物会在肠道内发酵，产生大量气体导致腹胀，不利于手术的进行。可以适当吃些馄饨、肉丝面、鱼等，但也不能多吃。

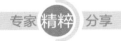

剖宫产的时间选择

无论是哪种原因导致的剖宫产，最佳的手术时间都为 39~40 周，此时胎宝宝发育最成熟，出生后发生问题的可能性最低。而如果产妇患有先兆子痫、胎儿存在胎心异常等紧急情况，需要根据情况决定手术时间。剖宫产手术不需要等待宫缩发动，否则会由于时间太匆忙而增加手术合并症的发生率。

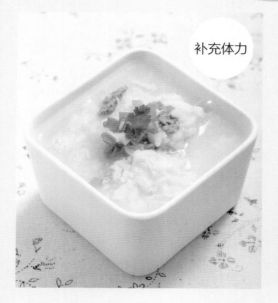

补充体力

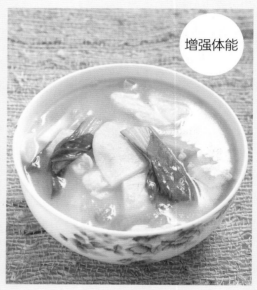

增强体能

牛肉滑蛋粥

材料 牛里脊肉 50 克，大米 100 克，鸡蛋 1 个。

调料 姜末、葱末、香菜末各 5 克，盐 3 克。

做法

❶ 牛里脊肉洗净，切片，加盐腌 30 分钟；大米淘洗干净，用水浸泡 30 分钟。

❷ 锅置火上，加适量清水煮开，放入大米煮至将熟，将牛里脊肉片下锅中煮至变色，将鸡蛋打入锅中搅拌，粥熟后加盐、葱末、姜末、香菜末即可。

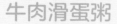 这道粥可为产妇提供优质蛋白质，而且软烂易消化，能帮助增加体力，促进分娩顺利进行。

什锦面片汤

材料 饺子皮 200 克，小油菜 100 克，番茄 50 克，土豆半个，鸡蛋 1 个。

调料 盐 3 克，白糖 2 克。

做法

❶ 番茄洗净，去皮，切片；土豆洗净，去皮切片；鸡蛋打散；油菜洗净；饺子皮切成四片。

❷ 锅内油热后先炒鸡蛋，炒散后，放入土豆片、番茄片煸炒匀。

❸ 淋入开水，大火煮开，煮开后放入面片，调中火，直到面片煮熟后，再放入小油菜，调入盐、白糖搅匀，关火。

功效 煮得软烂的面片汤易消化吸收，能为产妇提供丰富的碳水化合物，加入了油菜、番茄等，营养更全面。

安全运动：帮助顺产的产前运动

运动准则

1. 在保证安全的前提下，做做产前运动可以促进胎头下降，有利于分娩。
2. 宫缩期间，只要没有破水，在医生的许可下做做运动有助于分散注意力，减轻阵痛。

推球大步走

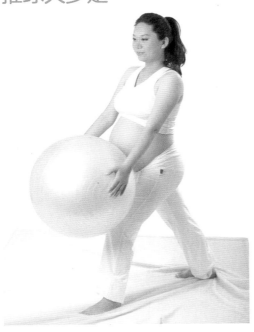

1 吸气，弓步，双手举球，向上伸展。

2 吐气，挺胸，双手放球下落在大腿上。连续做5次，一共做3组。可以打开骨盆腔，减少盆底肌下坠感。

转球蹲功

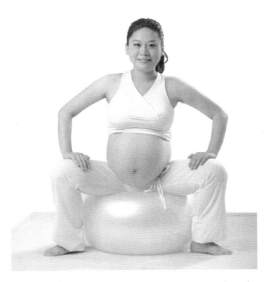

1 坐在球上，小腿垂直于地面，大腿与地面平行。

2 将骨盆内侧打开，尾骨内收，轻轻浮坐在球上。

3 深吸气，吐气时以顺时针方向转动骨盆，自然呼吸，转动5~10次后换成逆时针方向旋转。做5组。

预产期都过了还不生，怎么办?

马大夫答

预产期是指孕 40 周，临床上孕 38~42 周生产都属于正常妊娠范围，达到或超过 42 周为过期妊娠。过期妊娠易发生胎儿窘迫，羊水减少，分娩困难及产伤，甚至引起胎儿死亡，故应引起重视。

如果临近预产期还没有动静，孕妈妈就要加强运动，促使胎儿入盆。如果预产期过了就要到医院就诊，医生会根据情况采用 B 超检查和药物催生等方法。

阵痛开始后，总有想排便的感觉，怎么办?

马大夫答

当宫颈口大开、马上要分娩的时候，就会有种想大便的感觉，这是胎宝宝在阴道里刺激直肠而产生的感觉。如果你不能判断情况，那么每次有了便意都要告诉医生，或者在他人陪护下如厕，不要擅自去厕所，以免发生危急情况。

如果孕妈妈骨盆偏小，是不是必须剖宫产啊?

马大夫答

产检时，医生会建议用超声波、内检来检测骨盆与胎儿头围大小，判断是否能顺产。如果孕妈妈的骨盆与胎儿头围大小相差很多，很多会被建议剖宫产。但是，胎儿的囟门并未闭合，可以给予胎儿头颅重塑的空间，即头部可以受压变形以顺利通过产道。所以，骨盆比较小的孕妈妈只要未达到剖宫产指征，可以先尝试自然分娩，实在不行再选择剖宫产。

分娩时来不及进医院，怎么办?

马大夫答

对于生产这件事，尽量不要打无准备之战，但是一旦出现意外，比如急产来不及去医院，那么要先打电话给 120，说明情况，请求派医护人员到家里协助分娩。如果医护人员还没到就已经把孩子生出来了，注意不要自行剪断脐带。因为如果剪脐带的剪刀消毒不彻底，很容易造成细菌感染，后期处理会很麻烦。